神经外科常见病:
诊疗护理一本通

刘宏亮　谢仁炜　朱　斌 **主编**

上海大学出版社
·上海·

图书在版编目(CIP)数据

神经外科常见病：诊疗护理一本通 / 刘宏亮，谢仁炜，朱斌主编. -- 上海：上海大学出版社，2025.6.
ISBN 978-7-5671-5282-3

Ⅰ.R651；R473.6

中国国家版本馆 CIP 数据核字第 2025LB9613 号

责任编辑　高亚雪
封面设计　缪炎栩
技术编辑　金　鑫　钱宇坤

神经外科常见病：诊疗护理一本通

刘宏亮　谢仁炜　朱　斌　编
上海大学出版社出版发行
（上海市上大路 99 号　邮政编码 200444）
（https://www.shupress.cn　发行热线 021-66135112）
出版人　余　洋

*

南京展望文化发展有限公司排版
句容市排印厂印刷　各地新华书店经销
开本 890 mm×1240 mm　1/32　印张 7　字数 150 千
2025 年 7 月第 1 版　2025 年 7 月第 1 次印刷
ISBN 978-7-5671-5282-3/R·118　定价　80.00 元

版权所有　侵权必究
如发现本书有印装质量问题请与印刷厂质量科联系
联系电话：0511-87871135

编委会

主 编

刘宏亮 谢仁炜 朱 斌

副主编

刘 伟 徐 强 李 虎 姜丽秋

编 委

（按姓氏笔画排序）

王思烨 朱 斌 刘 伟 刘 畅 刘宏亮
李 虎 束庆钰 陆祥瑞 郑春华 姜丽秋
徐 强 梁嫣楚 谢仁炜 谭朝文

秘 书

须丽敏

前　言

随着社会的发展和人们生活方式的变化,神经系统疾病的发病率日益上升,这不仅影响患者的生活质量,也引起了社会的广泛关注。神经外科作为医学领域的重要专科,致力于诊断和治疗包括脑、脊髓及周围神经在内的各种疾病。该科疾病的复杂性,常常使患者和家属感到困惑和无助。

本书旨在为读者提供关于神经外科常见疾病的基本知识和治疗方法。我们希望通过这本书,帮助读者更好地理解诸如脑肿瘤、三叉神经痛、颅内出血、脊柱疾病等常见神经外科疾病的症状、诊断过程、治疗方案及护理要点。

书中不仅涵盖了神经外科疾病的基本概念,还结合最新的医学研究与临床实践,提供了实用的诊疗、护理建议和措施。我们力求使每一位读者,无论是普通大众还是低年资的医务工作者,都能从中获取有用的信息,从而强化他们对健康的重视,培养科学的医疗观念。

在编写过程中,我们参考了相关领域多位专家的研究成果,以确保所提供信息的准确性和权威性。希望本书能够成为读者的良师益友，帮助大家在面对神经系统疾病时，能够从容应对，积极寻求合适的治疗方案。

感谢所有参与本书编写和审阅的专家与学者，正是你们的专业知识和无私奉献，使这本书得以顺利完成。愿这本书像一粒种子，在读者的阅读中生根发芽，为更多人带来科学的健康观念。

2025 年 2 月 8 日

目 录

第一章　颅脑损伤 ……………………………………… 1
　第一节　头皮损伤和颅骨损伤 ………………………… 3
　第二节　原发脑损伤 …………………………………… 10
　第三节　外伤性颅内血肿 ……………………………… 16
　第四节　开放性颅脑损伤 ……………………………… 21
　第五节　颅骨缺损 ……………………………………… 24
　第六节　颅脑损伤护理 ………………………………… 31

第二章　脊髓疾病 ……………………………………… 41
　第一节　脊髓损伤 ……………………………………… 43
　第二节　脊髓空洞症 …………………………………… 46
　第三节　椎管内肿瘤 …………………………………… 49
　第四节　脊髓疾病围术期护理 ………………………… 55

第三章　脑血管病 ……………………………………… 63
　第一节　高血压脑出血 ………………………………… 65
　第二节　颅内动脉瘤 …………………………………… 69
　第三节　脑动静脉畸形 ………………………………… 78

第四节　烟雾病 …………………………………………… 80
第五节　颈内动脉海绵窦瘘 ……………………………… 85
第六节　海绵状血管瘤 …………………………………… 86
第七节　脑血管病围术期护理 …………………………… 88

第四章　颅内肿瘤 ………………………………………… 97
第一节　神经上皮组织肿瘤 ……………………………… 99
第二节　脑膜瘤 …………………………………………… 113
第三节　听神经瘤 ………………………………………… 127
第四节　脑转移瘤 ………………………………………… 135
第五节　垂体瘤 …………………………………………… 138
第六节　颅内肿瘤围术期护理 …………………………… 145

第五章　先天性疾病 ……………………………………… 169
第一节　脑积水 …………………………………………… 171
第二节　Chiari Ⅰ型畸形 ………………………………… 183

第六章　其他神经外科常见病 …………………………… 195
第一节　脑脓肿 …………………………………………… 197
第二节　三叉神经痛 ……………………………………… 200

第一章

颅脑损伤

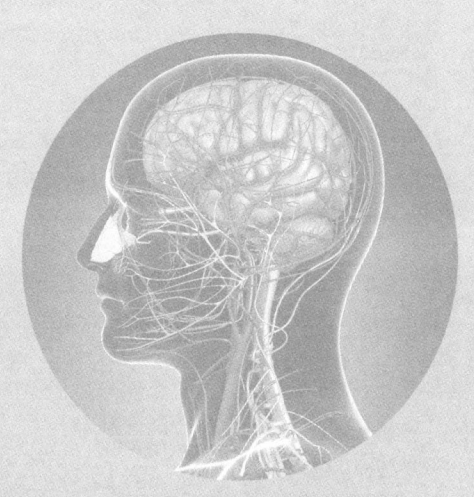

第一节　头皮损伤和颅骨损伤

一、头皮损伤

1. 头皮血肿

头皮富含血管,遭受钝性外伤后皮肤虽保持完整,但组织内血管破裂出血,从而形成头皮血肿。

(1)诊断:有明确的头部受伤史,当出血积聚于皮下组织层时,由于组织结构连接紧密,形成的皮下血肿往往位于损伤的中央,体积小、中心硬、周围软、无波动感,疼痛明显。当血肿积聚于疏松的帽状腱膜下间隙时易扩散,导致巨大血肿,甚至蔓延全头,张力低,波动感明显,疼痛轻,时伴贫血貌,称为帽状腱膜下血肿。聚积在骨膜与颅骨表面之间的骨膜下血肿,其张力高,大者有波动感,范围通常不超过颅缝,除非骨折线跨越两块颅骨,但血肿仍将止于另一块颅骨的骨缝,影像学检查常伴颅骨骨折。

(2)治疗:皮下血肿及较小的头皮血肿无需特殊处理,1~2周即可自行吸收。巨大的血肿常需要4~6周吸收,骨膜下血肿早期可采用局部适当加压包扎,防止血肿继续扩大。为避免感染,一般不采用穿刺抽吸。如果血肿增大或1周后未见明显吸收者,可穿刺抽吸并加压包扎。帽状腱膜下血肿穿刺抽吸前忌加压包扎,否则帽状腱膜疏松层会进一步剥离加重出血。多次穿刺仍复发的头皮血肿应考虑是否合并全身出血性疾病,有时需切开止血。

2. 头皮裂伤

(1) 诊断：头皮裂伤系由锐器或钝器伤及头部所致，创缘整齐无缺损，形状规则，裂口较平直的裂伤称为头皮单纯裂伤，多为锐器刺伤或切割伤，大多数仅限于头皮，有时深达骨膜，极少数锐器直接戳穿或劈砍进入颅内会造成开放性颅脑损伤。创缘参差不齐，有挫伤痕迹，裂口多样，部分组织缺损的这类创伤称为头皮复杂裂伤，常为钝器损伤或因头部碰撞在外物上所致，可伴有着力点的颅骨骨折或脑损伤，严重时亦可引起粉碎性凹陷骨折或孔洞性骨折穿入颅内，故常有毛发、布屑或泥沙等异物嵌入，易致感染。头皮撕裂呈舌状或瓣状称为头皮撕裂伤，其由斜向或切线方向的暴力作用在头皮上所致，常有一蒂部与头部相连，往往失血较多，一般不伴有颅骨骨折或颅内出血。

(2) 治疗：头皮创口有动脉性活动性出血时需尽快急诊止血，出血多时用无菌纱布填塞创口后加压包扎，或直接用大角针暂时间断全层缝合头皮。检查伤口深度、污染程度、有无异物、颅骨有无骨折或碎骨片，检查伤口时谨慎移除嵌入颅内异物，以免引起突发出血，检查后用无菌纱布覆盖保护创口防止进一步污染。尽早施行清创缝合，头皮血供丰富，其清创缝合的时限允许放宽至 24 小时。即使伤后 2～3 天，只要没有明显的感染征象，仍可进行彻底清创一期缝合。注射破伤风抗毒素预防破伤风；头皮复杂裂伤、撕裂伤及感染风险高的污染伤口常规用抗生素。

3. 头皮撕脱伤

(1) 诊断：外伤使部分或整个头皮自帽状腱膜下层或连同颅骨骨膜被撕脱、完全游离称为头皮撕脱伤。多因发辫受机械力牵扯所致，撕脱范围与受到牵扯的发根面积有关，严重者甚至可将肌肉、上眼睑及鼻根、一侧或双侧耳郭甚至面颊部一并撕脱。由于表皮层、皮下组织及帽状腱膜三层紧密相连在一起，故在强力的牵扯下，往往将头皮自帽状腱膜下间隙全层撕脱。

（2）治疗：立即用大块无菌棉垫、纱布压迫创面，加压包扎，辅助检查应在急诊止血后进行。在无菌、无水和低温密封下保存撕脱头皮。头皮未完全离体、撕脱时间较短、有良好血液供应时，可彻底清创、消毒后行清创缝合术，将撕脱头皮直接与周围正常皮肤缝合。撕脱头皮在 6 小时之内，无严重挫伤、保护良好、创面干净、血管断端整齐，应在整形外科协助下立即行头皮瓣复位再植。撕脱时间在 8 小时之内，创面干净、骨膜完整或骨膜可缝合修补，并且无法进行头皮血管显微吻合术的情况下，可行自体中厚皮片植皮术，将撕脱头皮制成中厚皮片一期植皮，严禁原位全皮再植。对于头皮撕脱伤晚期，采用上述方法失败、创面明显感染及伴大面积颅骨暴露者，只能清洁创面及换药，待肉芽生长后行晚期植皮。

二、颅骨骨折

颅骨骨折系指颅骨受暴力作用所致颅骨的连续性中断。按骨折的部位可分为颅盖骨折及颅底骨折。根据骨折的形态可分为：线形骨折、凹陷骨折、粉碎骨折、洞形骨折及穿透性骨折。视骨折处是否与外界相通，又分闭合性骨折及开放性骨折，后者包括颅底骨折硬脑膜破裂而伴发外伤性气颅或脑脊液漏。

颅骨骨折的严重性常常不在于骨折本身，而在于颅骨骨折同

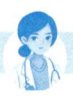

时并发的脑膜、脑组织、颅骨血管及脑神经等的损伤,特别是颅骨骨折线跨越硬脑膜中动脉或大静脉窦所引起的颅内血肿、脑脊液漏或并发感染等。

1. 颅盖骨折

(1) 诊断:有明确的头部受伤史,着力部位有头皮挫伤及头皮血肿,可有头痛、头昏、头胀及短暂的意识障碍等症状。

颅盖线形骨折:常伴发局部骨膜下血肿,骨缝分离也属于线性骨折。

颅盖凹陷性骨折:可触及局部骨质下陷,骨折片下陷较深时,可刺破硬脑膜,损伤及压迫脑组织而出现偏瘫、失语、癫痫等症状,头颅CT平扫可明确骨折部位及性质。

(2) 治疗:严密观察病情及CT复查。单纯性颅盖骨线形骨折或凹陷性骨折位于非功能区且凹陷深度<1 cm的无临床症状者无须特殊处理。凹陷性骨折下陷>1 cm但在非功能区者,或位于大静脉或静脉窦处的凹陷性骨折导致血流回流障碍、出现高颅压患者,可考虑择期手术。

合并脑损伤或大面积(直径>5 cm)骨折片陷入颅腔>1 cm,导致颅内压增高,CT检查示中线结构移位,有脑疝可能者,应行急诊开颅去骨瓣减压。因骨折片压迫脑重要部位,引起神经功能障碍如偏瘫、癫痫等,应行骨片复位或清除。

开放性骨折须尽早施行手术清创、去除全部骨片,修补硬脑膜,变开放伤为闭合伤,防止感染和癫痫,减少并发症和后遗症。

2. 颅底骨折

(1) 诊断:有明确的头部外伤史,颅底骨折以线形为主,绝大多数都是由颅盖部骨折线延伸至颅底而致，少数可因头颅挤压伤所造成。

颅底骨折的诊断主要依靠临床表现及CT检查，CT检查可利用窗位和窗宽的调节清楚显示骨折的部位，采用颅底重建技术，对颅底骨折的诊断有重要价值。暴力作用的部位和方向与颅底骨折线的走向有一定规律，可作为分析颅骨骨折的参考。

颅前窝骨折：如累及眶顶和筛骨，可伴有鼻出血、眶周广泛淤血（"熊猫眼"征），以及广泛球结膜下淤血。如硬脑膜及骨膜均破裂，则伴有脑脊液经额窦或筛窦由鼻孔流出（脑脊液鼻漏）。若骨折线通过筛板或视神经管，可合并第Ⅰ、Ⅱ脑神经（嗅、视神经）损伤。

颅中窝骨折：如累及蝶骨，可有鼻出血或合并脑脊液鼻漏，脑脊液经蝶窦由鼻孔流出。如累及颞骨岩部，硬脑膜、骨膜及鼓膜均破裂时，则合并脑脊液经中耳由外耳道流出（脑脊液耳漏）；如鼓膜完整，脑脊液则经咽鼓管，流向鼻咽部而误认为鼻漏。骨折时常合并有Ⅶ、Ⅷ脑神经损伤。如骨折线通过蝶骨和颞骨的内侧面，可伤及垂体或第Ⅱ、Ⅲ、Ⅳ、Ⅴ、Ⅵ脑神经。如骨折端伤及颈动脉海绵窦段，可因颈内动脉-海绵窦瘘的形成而出现搏动性突眼及颅内杂音。破裂孔或颈内动脉管处的破裂，可发生致命性鼻出血或耳出血。

颅后窝骨折：如累及颞骨岩部后外侧时，多在伤后数小时至2日内出现乳突部皮下淤血（Battle征）。骨折线通过枕鳞和基底部，可在伤后数小时出现枕下部头皮肿胀。骨折线累及斜坡时，可于咽后壁出现黏膜下淤血。枕骨大孔或岩骨后部骨折，可合并第Ⅸ~Ⅻ等后组脑神经损伤症状。

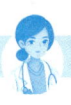

可疑为脑脊液漏的病例,可收集耳、鼻流出液进行葡萄糖定量测定。头颅CT平扫可帮助诊断及进一步了解视神经管、眶壁有无骨折,有无合并脑损伤、气颅等,MRI可见视神经挫伤伴水肿,视交叉和视神经受压。

(2)治疗:严密观察病情及CT复查,无脑损伤、脑脊液漏、脑神经损伤等并发症的单纯性颅底骨折无须特殊治疗。

对脑脊液漏者须常规使用抗生素防止颅内感染,多数漏口在伤后1~2周内自行愈合。脑脊液漏不愈超过1个月,可考虑在抗感染的前提下,行开颅手术修补硬脑膜以封闭漏口。若CT薄层冠状扫描或MRI薄层扫描见脑组织疝入骨折线或鼻旁窦内时,或反复引发脑膜炎及大量溢液的患者,也可早期行手术修补。部分脑脊液鼻漏者还可经鼻内镜进行修补。

对伤后出现视力减退,疑为碎骨片挫伤或血肿压迫视神经者,应争取在12小时内行神经管减压。对于伤后视力立即丧失且有恢复趋势的患者,手术视为禁忌。

对有海绵窦动静脉瘘者早期可采用指压试验,于颈部压迫患侧颈总动脉,每日4~6次,每次15~30分钟,对部分瘘孔较小的病例有一定效果,而对为时较久、症状有所加重或迟发的动静脉瘘应及早手术治疗。

个别患者伤后立即出现严重大量鼻衄,可因休克或窒息而致死,故需采取急救处理。应立即气管内插管,清除气道内血液保证呼吸;随即填塞鼻腔,有时尚须经咽部堵塞鼻后孔;快速补充失血量;于患侧颈部压迫颈总动脉,必要时施行手术结扎以挽救生命。

对枕骨大孔区及高位颈椎的骨折或脱位,若有呼吸功能紊乱及颈髓受压时,应及早行气管切开,颅骨牵引,必要时作辅助呼吸或人工呼吸,甚至施行颅后窝及颈椎椎板减压术。

三、创伤性窒息

胸部和(或)腹部猛烈受压后,胸腔内压力和血管内压力骤然升高,传递至颅腔,产生冲击波导致脑损伤。压力传导是造成脑损伤的首发因素,而后则是窒息、缺氧。脑组织损害在挤压后30分钟内以出血为重。而在挤压后24小时,神经细胞明显肿胀变性,使脑损害呈渐进性加重。这是因为挤压伤引起血液流变学异常,导致微血管床循环障碍,脑组织灌注减少。

(1)诊断:有明确的胸部和(或)腹部猛烈受压史(通常7～8倍于体重的压力,方可导致脑损伤);多数有时间不同、程度不等的意识障碍,严重者甚至持续深昏迷,或伴癫痫、肢体瘫痪。清醒时常诉头痛、头昏、头胀、烦躁,可有胸闷、呼吸急促。鼓膜出血或穿孔可致听力障碍,眼球后出血使眼球突出,视网膜、视神经出血可出现短暂性或永久性视力障碍。颈、面、肩、上胸部、上肢(肘以上)皮肤可见点状或片状出血,瘀斑样面具脸、肿胀,皮肤可呈紫红色,眼结膜和口腔黏膜出血、发绀,躯干下部皮肤一般不变色。遭受的压力越大,挤压的时间越长,受损越严重。

(2)治疗:头抬高30°卧床休息、吸氧,皮下瘀斑、出血点可自行恢复。镇静、止痛,防治并发症。挤压过重、时间过长者会出现脑出血、脑水肿、持续性颅内压增高甚至脑疝,可予去骨瓣减压术。

(谭朝文 刘宏亮)

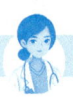

第二节 原发脑损伤

一、脑震荡

脑震荡是指头部受力后在临床上观察到有短暂性脑功能障碍。脑的大体标本上无肉眼可见的神经病理改变,显微病理可有毛细血管充血、神经元胞体肿大、线粒体和轴索肿胀。

1. 临床表现

(1) 意识改变:受伤时立即出现短暂的意识障碍,可为神志不清或完全昏迷,常为数秒或数分钟,大多不超过半个小时。

(2) 逆行性遗忘:患者清醒后多不能回忆受伤当时乃至伤前一段时间内的情况。

(3) 短暂性脑干症状:伤情较重者在意识改变期间可有面色苍白、出汗、四肢肌张力降低、血压下降、心动徐缓、呼吸浅慢和各种生理反射消失。

(4) 其他症状:可有头痛、头晕、恶心、呕吐、乏力、畏光、耳鸣、失眠、心悸和烦躁等。

(5) 神经系统检查,无阳性体征。

2. 辅助检查

头颅 CT 检查示颅、脑内无异常;实验室检查、腰椎穿刺颅内压正常;脑脊液无色透明,不含血,白细胞正常。

3. 治疗

(1) 观察病情变化:伤后短时间内可在急诊科观察,密切注意意识、瞳孔、肢体运动和生命体征的变化。对于离院患者,嘱其家属在当日密切注意头痛、恶心、呕吐和意识障碍,如症状加重即应来院检查。

(2)卧床休息:急性期头痛、头晕较重时,嘱其卧床休息,症状减轻后可离床活动。

(3)对症治疗:头痛时可给予镇痛剂对症治疗;对有烦躁、忧虑、失眠者可给予三溴合剂等药物。

二、弥漫性轴索损伤

弥漫性轴索损伤属于加速或减速的惯性力所致的弥漫性脑损伤。由于脑的扭曲变形,脑内产生剪力或牵拉作用,造成脑白质广泛性轴索损伤。损伤可位于大脑半球、胼胝体、小脑或脑干。显微病理表现为神经轴索断裂。

1. 临床表现

(1)昏迷:受伤当时立即出现昏迷,并且昏迷时间较长。神志好转后,可因继发性脑水肿而再次昏迷。重者可长期昏迷,甚至植物生存或死亡。

(2)逆行性遗忘:患者清醒后多不能回忆受伤当时乃至伤前一段时间内的情况。

(3)瞳孔变化:如累及脑干,可有一侧或双侧瞳孔散大。对光反射消失,或同向性凝视。

(4)神经系统检查:无阳性体征。

2. 辅助检查

(1)头颅CT检查:可见大脑皮质与髓质交界处、胼胝体、脑干、内囊区或第三脑室周围有多个点或片状出血灶,并可表现为蛛网膜下隙出血。

(2) 头颅MRI检查：可精确反映出早期缺血灶、小出血灶和轴索损伤改变。

3. 治疗

治疗原则：早期、综合、个体化治疗，重症患者需要长期康复干预。

(1) 一般治疗：① 维持生命体征稳定：监测呼吸、心率、血压，必要时吸氧或机械通气。② 控制颅内压，通过抬高床头、限制液体、使用脱水药物（如甘露醇）减轻脑水肿。

(2) 药物治疗：① 神经营养药物，促进神经修复。② 镇静与抗癫痫药物，控制躁动，降低脑耗氧及预防癫痫发作。③ 激素与抗炎药物，使用糖皮质激素减轻炎症，但需注意副作用。

(3) 手术治疗：适用于合并颅内血肿或脑疝的患者，需手术清除血肿或去骨瓣减压。弥漫性轴索损伤本身损伤广泛，手术效果有限，需配合综合治疗。

(4) 对症与支持治疗：① 防治并发症，预防肺炎、压疮等。② 营养支持，通过鼻饲管提供高热量饮食。

(5) 康复治疗：① 促醒治疗，如高压氧、神经电刺激，帮助昏迷患者恢复意识。② 功能康复，病情稳定后进行肢体、语言、认知训练，减少后遗症。

(6) 其他治疗：① 亚低温治疗，物理降温减轻脑损伤。② 神经保护剂，减少自由基损伤，保护神经细胞。

三、脑挫裂伤

暴力作用于头部时，着力点处颅骨变形或发生骨折，以及脑在颅腔内大块运动，造成脑的着力或冲击点伤。对冲伤和脑深部结构损伤,均可造成脑挫裂伤和脑裂伤,由于两种改变往往同时存在,故又统称脑挫裂伤。前者为脑皮质和软脑膜仍保持完整;而后者有脑实质及血管破损、断裂,软脑膜撕裂。脑挫裂伤的显微病理表现为脑实质点片状出血、水肿和坏死。脑皮质分层结构不清或消失,灰质与白质分界不清。脑挫裂伤常伴有邻近的局限性血管源性脑水肿和弥漫性脑肿胀。

1. 临床表现

(1) 意识障碍:受伤当时立即出现。一般意识障碍时间较长,短者半小时、数小时或数日,长者数周、数月,有的为持续昏迷或植物生存。

(2) 生命体征改变:常较明显,体温多在38℃左右,脉搏和呼吸增快,血压正常或偏高。如出现休克时,应注意全身检查。

(3) 短暂性脑干症状:伤情较重者在意识改变期间可有面色苍白、出汗、四肢肌张力降低、血压下降、心动徐缓、呼吸浅慢和各种生理反射消失。① 局灶症状与体征,受伤当时立即出现与伤灶相应的神经功能障碍或体征,如运动区损伤的锥体束征、肢体抽搐或瘫痪,语言中枢损伤后的失语及昏迷患者脑干反射消失等。② 颅压增高,为继发脑水肿或颅内血肿所致。尚可有脑膜刺激征。③ 头痛呕吐,患者清醒后有头痛、头晕、恶心、呕吐、记忆力减退和定向力障碍。

2. 辅助检查

(1) 实验室检查:血常规,了解应激状况;血气分析,在迟缓状态可有血氧低、高二氧化碳血症存在;脑脊液检查,脑脊液中有红细胞或血性脑脊液。

(2) 影像学检查:头颅X线检查,多数患者可发现有颅骨骨

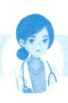

折;头颅CT平片检查,了解有无骨折、蛛网膜下隙出血、中线移位及除外颅内血肿;头颅MRI检查,不仅可以了解具体脑损伤部位、范围及其周围脑水肿情况,而且尚可推测预后。

3. 治疗

(1)轻型脑挫裂伤患者,通过急性期观察后,治疗与弥漫性轴索损伤相同。

(2)如合并有休克的患者应首先寻找原因,积极抗休克治疗。

(3)重型脑挫裂伤患者,应送重症监护病房。

(4)对昏迷患者,应注意维持呼吸道通畅。对呼吸困难者,立即行气管插管连接人工呼吸机进行辅助呼吸;对呼吸道内分泌物多、影响气体交换且估计昏迷时间较长者,应尽早行气管切开术。

(5)对伴有脑水肿的患者,应适当限制液体入量,酌情使用脱水药物和激素治疗。

(6)脱水治疗后,颅内压仍在40~60 mmHg(5.3~8.0 kPa)时,因势必导致严重脑缺血或诱发脑疝,可考虑行开颅去骨瓣减压和(或)脑损伤灶清除术。

四、脑干损伤

在头、颈部受到暴力后立即出现,多不伴有颅内压增高表现。病理变化有脑干神经组织结构紊乱、轴索断裂、挫伤和软化。由于脑干内除有脑神经核团、躯体感觉运动传导束外,还有网状结构和呼吸、循环等生命中枢,故其致残率和死亡率均较高。

1. 临床表现

(1)昏迷:受伤当时立即出现,并且昏迷程度较深,持续时间较长。意识障碍恢复比较缓慢，恢复后常有智力迟钝和精神症状。如网状结构受损严重，患者可长期呈植物人状态。

（2）瞳孔和眼球运动变化：双侧瞳孔不等大、极度缩小或大小多变。对光反射消失。眼球向外下或内凝视。

（3）去大脑强直。

（4）病理反射阳性：肌张力增高，交叉性瘫痪或四肢瘫。

（5）生命体征变化：① 呼吸功能紊乱，常出现呼吸节律紊乱，表现为陈-施呼吸、抽泣样呼吸或呼吸停止；② 心血管功能紊乱，心跳及血压改变多出现在呼吸功能紊乱之后；③ 体温变化，多数出现高热，当脑干功能衰竭后体温不升。

（6）内脏症状：消化道出血是脑干损伤后多见的临床表现。顽固性呃逆症状持久，难以控制。

2. 辅助检查

（1）腰椎穿刺：脑脊液多呈血性，压力多为正常或轻度升高，当压力明显升高时，应除外颅内血肿。

（2）头颅 X 线检查：多伴有颅骨骨折。

（3）头颅 CT 检查：应在伤后数小时内检查，可显示脑干有点片状高密度区，脑干肿大，脚间池、桥池、四叠体池及第四脑室受压或闭塞。

（4）头颅及上颈段 MRI 检查：有助于明确诊断，了解伤灶明确部位和范围。

（5）脑干诱发电位：波峰潜伏期延长或分化不良。

3. 治疗

（1）一般治疗措施同脑挫裂伤。

（2）对一部分合并有颅内血肿者，应及时诊断和手术。对合并有脑水肿、弥漫性轴索损伤或脑肿胀者,应用脱水药物等予以控制。

(3) 伤后 1 周,病情较为稳定时,为保持患者营养,应由胃管进食。

(4) 对昏迷时间较长的患者应加强护理,防止出现各种并发症。

(5) 有条件者可行高压氧治疗,以助于康复。

(陆祥瑞 刘宏亮)

第三节　外伤性颅内血肿

一、硬脑膜外血肿

硬脑膜外血肿是指出血积聚于硬脑膜外腔与颅骨之间。出血来源与颅骨损伤关系密切,当颅骨骨折或颅骨在外力作用下瞬间变形,撕破位于骨沟内的硬脑膜动脉或静脉窦引起出血,或骨折端的板障出血。在血肿形成过程中,除原出血点外,由于血肿的体积效应不断使硬脑膜与颅骨分离,又可撕破另外一些小血管,使血肿不断增大,最终出现颅内压增高和脑受压的症状。

1. 临床表现

(1) 意识改变:① 原发性脑损伤较轻,如脑震荡,有一过性意识障碍。而血肿形成得不是很快,因此在脑疝形成前可能有数小时的中间清醒期,形成受伤后立即昏迷—清醒—再昏迷过程。② 原发性脑损伤较重,加之血肿形成较为迅速,此时无中间清醒期,仅表现为意识障碍进行性加重。③ 原发性脑损伤甚轻或原发性脑损伤很局限,不存在原发昏迷,当血肿增大、脑疝形成后出现昏迷。

(2) 头皮血肿或挫伤:在血肿形成部位有受力点所造成的头皮损伤。

(3) 瞳孔变化:在血肿形成后的早期,患侧瞳孔一过性缩小,继之扩大,对光反射迟钝或消失;同侧眼睑下垂。晚期对侧瞳孔亦散大。

(4) 锥体束征:早期血肿对侧肢体力弱,逐渐进行性加重。晚期出现双侧肢体的去大脑强直。

(5) 生命体征变化:进行性血压升高、脉搏缓慢及体温升高。

(6) 其他:昏迷前有头痛、烦躁不安;呕吐、遗尿和癫痫等。

2. 辅助检查

头颅CT检查:可明确是否有血肿形成、血肿定位、计算出血量、中线结构有无移位及有无脑挫裂伤等情况,骨窗像对骨折的认识更加清晰。典型表现为颅骨内板与脑表面有一双凸镜形密度增高影。

3. 治疗

(1) 非手术治疗:仅用于病情稳定的小血肿,适应证如下。① 患者意识无进行性恶化。② 无神经系统阳性体征或原有神经系统阳性体征无进行性加重。③ 无颅内压增高症状和体征。④ 除颞区外,大脑凸面血肿量<30 mL,颅后窝血肿<10 mL,无明显占位效应(中线结构移位<5 mm),环池和侧裂池>4 mm。

治疗方法基本同脑挫裂伤,但特别需要严密动态观察患者的意识、瞳孔和生命体征变化,必要时行头颅CT复查。若发现病情变化或血肿增大,应立即行手术治疗。

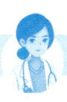

(2)手术治疗:开颅硬膜外血肿清除,必要时去骨瓣减压。

二、硬脑膜下血肿

硬脑膜下血肿是指颅内出血,血液积聚于硬脑膜下腔。硬脑膜下血肿是颅内血肿中发生率最高者,可为多发或与其他类型血肿伴发。

(一)急性硬脑膜下血肿

1. 临床表现

(1)意识障碍。

(2)颅内压增高:呕吐和躁动比较多见,生命体征变化明显。

(3)脑疝:出现较快,一侧瞳孔散大后不久,对侧瞳孔亦散大,并出现去大脑强直、病理性呼吸等症状。

(4)局灶症状:偏瘫、失语可来自脑挫裂伤和(或)血肿压迫。

2. 辅助检查

头颅CT检查:在脑表面呈新月形或半月形高密度区。

3. 治疗

(1)非手术治疗:仅用于病情稳定的小血肿,适应证如下。① 患者意识无进行性恶化。② 无神经系统阳性体征或原有神经系统阳性体征无进行性加重。③ 无颅内压增高症状和体征。④ 血肿最大直径<10 mm,无明显占位效应(中线结构移位<5 mm),环池和侧裂池>4 mm。治疗方法基本同脑挫裂伤。但特别需要严密动态观察患者的意识、瞳孔和生命体征变化,必要时行头颅CT复查。若发现病情变化或血肿增大,应立即行手术治疗。

(2)手术治疗:开颅硬膜下血肿清除,必要时去骨瓣减压。

(二)慢性硬脑膜下血肿(伤后3周以上出现血肿症状者)

1. 临床表现

(1) 病史:病史多不明确,可有轻微外伤史,或已无法回忆。

(2) 慢性颅内压增高:常于受伤2~3个月后逐渐出现头痛、恶心、呕吐、复视、视物模糊、一侧肢体无力和肢体抽搐等。

(3) 精神智力症状:表现为记忆力减退、理解力差、智力迟钝、精神失常,有时误诊为神经官能症或精神病。

(4) 局灶症状:由于血肿压迫导致轻偏瘫、失语、同向性偏盲、视盘水肿等。

2. 辅助检查

头颅CT检查:颅骨内板下可见一新月形或半月形混杂密度或等密度阴影,中线移位,脑室受压。

3. 治疗

(1) 非手术治疗:仅用于病情稳定的小血肿,适应证如下。① 患者意识无进行性恶化。② 无神经系统阳性体征或原有神经系统阳性体征无进行性加重。③ 无颅内压增高症状和体征。④ 头颅CT检查提示血肿最大直径<10 mm,无明显占位效应(中线结构移位<5 mm),环池和侧裂池>4 mm。治疗方法基本同脑但特别需要严密动态观察患者的意识、瞳孔和生命体征变化,必要时行头颅CT复查。若发现病情变化或血肿增大,应立即行手术治疗。

(2) 手术治疗:硬膜下钻孔引流术或开颅血肿清除。

三、脑内血肿

脑内血肿多发生在脑挫裂伤最严重的伤灶内,常见的血肿部位有额叶底部、颞极,有时可与硬脑膜下血肿伴发,老年人好发于脑深部白质内。

1. 临床表现

(1) 头部外伤史:受伤机制多为对冲伤。

(2) 意识障碍:意识障碍呈进行性加重,或伤后持续性昏迷,很少有中间清醒期。如血肿破入脑室,意识障碍则更加明显。如系凹陷性骨折所致脑内血肿,则患者可能有中间清醒期。

(3) 颅内压增高症状:一般较明显。

(4) 局灶体征:与血肿所在部位有密切关系,可出现偏瘫、失语、癫痫等。

2. 辅助检查

头颅 CT 检查:在脑挫裂伤灶附近或脑深部白质内见到圆形或不规则高密度或混杂密度血肿影,即可诊断。

3. 治疗

(1) 非手术治疗:仅用于病情稳定的小血肿,适应证如下。① 患者意识无进行性恶化。② 无神经系统阳性体征或原有神经系统阳性体征无进行性加重。③ 无颅内压增高症状和体征。④ 除颞区外,大脑凸面血肿量<30 mL,颅后窝血肿<10 mL,无明显占位效应(中线结构移位<5 mm),环池和侧裂池>4 mm。治疗方法基本同脑挫裂伤。但需要特别严密动态观察患者的意识、瞳孔和生命体征变化,必要时行头颅 CT 复查。若发现病情变化或血肿增大,应立即行手术治疗。

(2) 手术治疗:开颅脑内血肿清除,必要时去骨瓣减压。

(陆祥瑞 刘宏亮)

第四节 开放性颅脑损伤

开放性颅脑损伤泛指火器性或非火器性致伤物所造成的头皮、颅骨、硬膜和脑组织均向外界开放的创伤。这类损伤不仅有裂开的伤口,而且深达硬脑膜。硬脑膜是保护脑组织的一层坚韧的纤维屏障,硬脑膜是否破裂是区分颅脑损伤为闭合性或开放性的分界线。对颅脑损伤而言,只有在硬脑膜已破损、颅腔与外界相通时,才称为开放性颅脑损伤。开放性颅脑损伤除头部有开放性创伤外,常有不同程度的脑损伤、出血、水肿、感染等继发损害,而与闭合性颅脑损伤相比,易出现失血性休克、颅内感染等。根据致伤物可分为非火器性颅脑损伤和火器性颅脑损伤。

一、临床表现

(1) 病史询问:受伤时间、致伤物种类及经过何种处理。

(2) 头部创口检查:应仔细检查创口大小、形状、有无活动性出血、有无异物及碎骨片、有无脑组织或脑脊液流出。

(3) 意识障碍:取决于脑损伤的部位和程度。局限性开放伤未伤及脑重要结构或无颅内高压患者,通常无意识障碍;而广泛性脑损伤、脑干或下丘脑损伤、合并颅内血肿或脑水肿引起颅内高压者,可出现不同程度的意识障碍。

(4) 局灶性症状:依脑损伤部位不同,可出现偏瘫、失语、癫痫、同向偏盲、感觉障碍等。

(5) 颅内高压症状:创口小、创道内血肿和(或)合并颅内血肿及广泛性脑挫裂伤而引起严重颅内压升高者,可出现头痛、呕吐、进行性意识障碍,甚至发生脑疝。

二、辅助检查

(1) 实验室检查:① 血常规检查,了解失血、失液情况。② 腰椎穿刺,主要了解有无颅内感染和颅内压情况,但要慎重。

(2) 影像学检查:① 颅骨 X 线检查,了解颅骨骨折的部位、类型,颅内金属异物或碎骨片嵌入的位置等情况。② 头颅 CT 检查,对诊断颅内血肿、脑挫裂伤、蛛网膜下隙出血、脑中线移位、脑室大小形态等有意义,亦可显示颅内异物及颅骨骨折。

三、治疗

(1) 非火器性颅脑损伤:① 及时清创处理,预防感染。应尽早清除糜烂脑组织、异物、血肿,修复硬脑膜及头皮创口,变有污染的开放性伤道为清洁的闭合性伤道,为脑损伤的修复创造有利条件。② 清创手术尽可能在伤后 6~8 小时内清创,但清创时间多取决于患者伤后来院就诊时间。目前在应用抗生素的条件下,早期清创缝合时间最晚可延长至 48 小时。清创完毕后应缝好硬脑膜与头皮。伤道与脑室相通时,应清除脑室内积血,留置脑室引流管。如果脑组织膨胀,术后颅内压仍高,可以不缝硬脑膜,并视情况做外减压(颞肌下减压或去骨瓣减压术)。伤后 24 小时内,肌内注射破伤风抗毒素 1 500 U。

1) 特殊伤的处理:钢钎、钉、锥等刺入颅内形成较窄的伤道,有时因致伤物为颅骨骨折处所嵌顿,在现场急救时不要贸然将其拔除,特别是伤在静脉窦所在处或鞍区等部位时,仓促拔出致伤物可能引起颅内大出血或附加损伤引起不良后果。接诊后应行头颅正、侧位及必要的特殊位置X线平片，了解伤道，致伤物大小、形状、方向、深度、是否带有钩刺，以及伤及的范围；如果异物邻近大血管、静脉窦，可进一步行脑血管造影、CT等查明致伤物与血管等邻近结构的关系。根据检查所获取的资料，分析可能出现的情况，确定取出致伤物的方法。做好充分准备再行手术。

2) 静脉窦损伤的处理：首先要做好充分的输血准备。上矢状窦损伤时，应先在其周边扩大颅骨骨窗，再取出嵌于静脉窦裂口上的骨片，同时立即以棉片压住窦的破口，并小心检查窦损伤情况。小的裂口用明胶海绵或辅以生物胶，大的破裂口则需用肌筋膜片覆盖于裂口处，缝合固定，亦可取人工硬脑膜修补静脉窦裂口，以达到妥善止血。

（2）火器性颅脑损伤：颅脑火器伤的处理包括及时合理的现场急救、快速安全的转送、在有专科医师和设备的医院进行早期彻底清创和综合治疗。其中颅脑穿透伤伤情较重，分为3种类型：① 非贯通伤，仅有射入口，致伤物停留在伤道末端，无射出口。② 贯通伤，投射物贯通颅腔，有入口和出口，形成贯通伤道，多为高速枪伤所致，脑损伤广泛而严重，是火器性颅脑损伤最严重者。③ 切线伤，投射物与头部呈切线方向擦过，飞离颅外，射入口和射出口相近，头皮、颅骨、硬脑膜和脑组织浅层皮层呈沟槽状损伤，因此又称沟槽伤。

现场急救与转送：早期清创处理，清创的目的是把创道内污染物如毛发、泥沙、碎骨片、弹片异物、坏死碎化的脑组织、血块等清除，经清创后使创道清洁、无异物、无出血、无坏死脑组织，然后修补硬脑膜，缝合头皮，由开放伤变为闭合伤。清创要求早期和

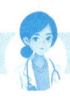

彻底,同时尽可能不损伤健康脑组织,保护脑功能。伤后 24 小时内,过敏试验阴性者应肌内注射破伤风抗毒素 1 500 U。

术后处理:应定时观察意识、瞳孔、生命体征的变化和神经系统体征。观察有无继发性出血、脑脊液漏,必要时行 CT 动态观察。加强抗感染、抗脑水肿、抗休克治疗,术后常规抗癫痫治疗,加强全身支持治疗;昏迷患者保持呼吸道通畅,吸氧并加强全身护理,预防肺炎、压疮和泌尿生殖系统感染。

(陆祥瑞 刘宏亮)

第五节 颅 骨 缺 损

颅骨缺损是一种因多种原因导致的颅骨完整性的破坏状态。通常原因包括颅脑损伤、颅内出血、颅高压手术去骨瓣减压,致使部分颅骨移除;开放性颅脑损伤或火器性贯通伤导致的颅骨缺损;不能复位的粉碎性或凹陷性颅骨骨折扩创术后形成的颅骨缺损;某些脑肿瘤手术重复暴露术野,切除部分颅骨;此外还有些先天性颅骨发育不良、颅骨原发肿瘤、颅骨骨髓炎等颅骨本身病变导致颅骨破坏或切除颅骨病损的手术,这些也可导致颅骨缺损。

颅骨缺损导致颅腔正常生理结构,引起颅内压变化,从而引起患者频繁头痛、头晕;干扰脑脊液循环障碍,出现脑积水、硬脑膜下积液;缺损处脑组织缺少颅骨保护等,因此日常生活就可能对脑组织造成严重损害;同时从心理层面来看,颅骨缺损对患者会形成自卑、抑郁等负面情绪,影响其回归正常的社会生活。

颅骨修补材料通常有金属材料(如钛合金)、高分子材料(如

· 24 ·

聚醚醚酮)、自体骨和生物材料(如羟基磷灰石)等,它们各有优缺点。钛合金材料生物相容性好,强度高,重量轻,塑形性强,稳定性高,低磁性(不干扰 MRI 检查),性价比高。缺点:钛合金材料密度高,CT 检查会产生伪影,导热性明显,但随着时间推移,材料可能松动、移位,导致不适,需二次手术修复。高分子材料(如聚醚醚酮)的生物相容性好,力学性能优异,美观度高,影像学性能佳,但其缺点是价格昂贵,手术技术要求高,会有热膨胀系数问题,术后易导致皮下积液。自体骨的生物相容性好,适应性强,减少心理负担,但缺点是保存技术要求高,骨组织活性强度可能下降,塑形难度大。

一、颅骨修补手术时机选择

(1) 早期修补(缺损后 2～3 个月):对一些恢复良好,没有严重的脑水肿、颅内感染等并发症的患者,可以考虑早期进行颅骨修补。这些患者往往颅内压基本恢复正常,脑组织肿胀消退,早期修补的优点在于能够及时恢复颅骨的完整性,保护脑组织,减少因颅骨缺损带来的一系列潜在风险,如脑组织移位、脑脊液循环紊乱等。

(2) 延期修补(缺损后 3～6 个月甚至更长):这是临床比较常见修补手术时间。患者往往存在颅内感染、广泛脑水肿等情况,需要等待这些并发症得到有效控制,脑组织完全恢复稳定状态后再进行修补。

如患者同时存在脑积水等特殊情况,通常需要先处理脑积水,再考虑颅骨修补。可以在脑积水得到有效控制,如脑室-腹腔分流术后,观察患者的反应和恢复情况,一般在分流术后 1～2 个月,当患者颅内压稳定后,再进行颅骨修补。对于颅脑损伤后出现癫痫发作的患者,需要先控制癫痫症状。在癫痫发作得到有效控制,病情稳定一段时间(一般3~6个月无发作)后,再考虑颅骨修补。因为手术刺激可能会诱发癫痫发作,所以控制癫痫是保证手术安全和术后恢复的重要前提。

二、术前准备

(1)详细询问病史(特别是手术史)、既往史、现病史:完成三大常规、凝血功能、肝肾功能、电解质、血型、血糖、感染性疾病筛查、心电图、胸部CT、心脏彩超、血管彩超等检查,有气管切开手术史行颈部CT检查。评估患者有无手术禁忌证,指导患者配合麻醉科评估手术麻醉风险。对于怀疑有颅内病变,如脑挫裂伤后脑软化灶、颅内血管病变等情况,MRI检查能够提供更详细的软组织信息,有助于完善手术方案。

(2)体格检查:重点检查患者的意识状态、瞳孔反应、肢体活动和感觉等神经功能,仔细检查颅骨缺损部位大小、颅骨缺损处的脑膨出程度。脑膨出是指脑组织通过颅骨缺损部位向外突出,这通常是由于颅内压力不平衡导致的,当颅内压高于外界大气压时,脑组织就会在压力差的作用下通过缺损处膨出。严重脑膨出将增加手术修补难度,手术风险较高,需明确原因后予以治疗。同时查看头皮是否有感染、破溃等异常情况。如果头皮存在感染,需要先控制感染,待伤口愈合良好后才能进行颅骨修补术,否则可能会导致修补后的感染,引发严重的颅内并发症。

(3)材料选择:这是颅骨修补术前最重要准备之一,通过CT检查可以清晰地显示颅骨缺损的部位、大小、形状,还能观察到脑组织的形态。医生可以根据CT影像数据进行三维重建,精确地制作适合患者的颅骨修补材料模型。医生会根据患者的具体情况,如年龄、缺损部位、经济状况等综合考虑选择合适的材料。对于一些非标准形状的颅骨缺损,需要根据患者的头颅CT三维重建数据定制修补材料,确保修补后的颅骨与周围颅骨贴合良好,达到较好的外观和功能恢复。

三、术后管理

(1) 密切观察生命体征:医护人员需密切留意患者的意识状态,观察其是否清醒、警觉,有无嗜睡、昏迷等异常表现;仔细查看瞳孔大小、形状及对光反射情况,这能为判断颅内压是否正常提供关键线索。同时,监测血压、心率、呼吸等生命体征,它们的细微波动都可能预示着术后并发症的发生,如血压急剧升高或许提示颅内出血,心率过快或过慢可能反映心脏功能受影响。

(2) 切口护理:确保伤口周围皮肤清洁、干燥,避免沾水、沾染污物,防止细菌滋生引发感染。按照医嘱定时为患者换药,换药时严格遵循无菌操作原则,轻柔地清洁伤口、更换敷料,仔细观察伤口有无红肿、渗液、发热、疼痛加剧等感染迹象。合理使用抗生素也是必不可少的,依据患者病情、手术情况及药敏试验结果,确定抗生素种类、剂量与用药时长,既充分发挥抗感染功效,又避免抗生素滥用带来的不良后果,为伤口愈合营造良好环境。

(3) 留置引流管:颅骨修补术后会留置引流管以排出颅内残留的血液、渗出液等,减轻颅内压力,促进组织修复,因此,确保引流管通畅是关键任务。要时刻检查引流管有无弯折、扭曲、受压堵塞的情况,妥善固定引流管,防止其意外脱落。密切观察引流

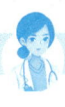

液的量、颜色、性状,并做好详细记录,正常引流液一般呈淡红色,量会逐渐减少;若引流液突然增多、颜色鲜红或变得浑浊,可能提示有活动性出血、感染等并发症,需即刻处理。

四、术后并发症及应对处理

(1)颅内血肿的监测与应对:术中硬脑膜损伤、植入材料损伤血管、止血不彻底等都会导致颅内血肿,颅骨修补术后颅内压波动也可导致自发出血,同时如患者合并凝血功能障碍等情况,都会增加术后颅内血肿风险。术后积极观察意识障碍、神经系统变化(包括肢体、言语、瞳孔变化)等,在颅骨修补术后如果怀疑有出血,应立即进行 CT 检查。如出血量较大,压迫脑组织导致中线结构移位或者出现脑疝等情况,需要进行紧急血肿清除手术。

(2)癫痫发作的防范措施:癫痫发作是较严重的术后并发症,可采取措施,减少发生概率。在颅骨修补术过程中,手术医生需要尽可能减少对脑组织的损伤。在分离硬脑膜与头皮等组织时,要使用精细的器械,避免过度牵拉脑组织。尽量缩短手术时间,减少脑组织暴露在外界环境的时间等。如患者癫痫发作时,要保持其呼吸道通畅,保护患者免受伤害,地西泮是治疗癫痫持续状态的首选药物之一,一般采用静脉注射的方式,如果地西泮不能有效控制癫痫发作,可以使用苯巴比妥钠,再行头颅 CT 或 MRI 检查。在癫痫发作得到初步控制后,需要根据患者的具体情况调整使用抗癫痫药物。

(3)切口感染的处理:切口感染是一种较为严重的术后并发症,需要及时妥善地处理。在感染初期,可能需要不定时换药,换药时要严格遵循无菌操作原则,使用碘伏等消毒剂对伤口周围皮肤进行消毒,然后观察伤口的愈合情况,根据伤口的情况选择合适的敷料,如伤口有渗出,可使用吸水性较好的敷料,像藻酸盐敷料等,它能够吸收伤口渗出液,保持伤口相对干燥的环境,有利于伤口愈合。如果伤口有较多脓液积聚,通常需要放置引流条或引流管进行引流。引流条一般适用于脓液量较少的情况,如使用凡士林纱布条等,将其放置在伤口内,使脓液能够顺着引流条流出体外。当脓液量较多时,可放置引流管,外接负压吸引装置,这样能更有效地将脓液引出,防止脓液在伤口内积聚导致感染加重。

根据感染处分泌物的细菌培养和药敏试验结果选择敏感抗生素是关键。在细菌培养结果出来之前,可以先经验性地使用抗生素。抗生素的使用疗程要足够,一般在体温正常、伤口症状明显改善后,仍需继续使用 3~5 日,以彻底清除细菌,防止感染复发。

如上述措施处理后感染症状仍未得到控制,甚至有加重的趋势,比如出现颅内感染的迹象(如头痛、呕吐、颈项强直等),可能需要考虑拆除部分或全部修补材料,以彻底清除感染源,待感染完全控制后,再根据情况决定是否重新进行颅骨修补。

(4)皮下积液:皮下积液是颅骨修补术后较为常见的并发症。换药时检查手术部位,观察到局部肿胀明显,感觉有波动感,警惕皮下积液的可能,借助头颅 CT 和超声检查能准确判断积液量与范围。一般而言,如果皮下积液量较少,没有引起明显的症状,如局部胀痛、伤口愈合不良等,可以先进行观察。少量的皮下积液有可能会被人体自行吸收,但当皮下积液量较多,引起局部明显肿胀、疼痛或压迫症状,影响伤口愈合时,可考虑穿刺抽吸。这是一种较为简单直接的处理方法,操作时,严格遵循无菌操作

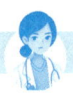

原则,使用合适的注射器在积液部位进行穿刺,将积液抽出。

为了防止积液再次积聚,在抽出积液后,有时会在局部进行适当的加压包扎。但要注意包扎的力度不能过大,以免影响局部血液循环,造成皮肤坏死等不良后果。

(5) 切口愈合不佳:术后切口边缘可能出现裂开,有少量血性或清亮液体渗出,局部组织有轻度肿胀可能,切口周围皮肤颜色可能出现改变,如发紫、苍白、皮温降低,切口愈合缓慢,甚至出现局部组织坏死等情况。

1) 减张缝合或使用辅助材料:如果切口裂开程度较轻,可以考虑使用医用胶布或皮肤拉合器进行减张处理,拉拢切口边缘,促进愈合。对于裂开较严重的情况,可能需要在局部麻醉下重新进行减张缝合,必要时可以使用生物补片等材料来减轻张力。

2) 加强营养支持:良好的营养状况有助于切口愈合。可以通过饮食调整,增加蛋白质、维生素等营养物质的摄入,必要时可以通过静脉输注营养液来补充营养。

3) 改善局部血运:血运不良导致的愈合不佳,可以采用红外线照射、热敷等物理治疗方法,促进局部血液循环。每次照射或热敷时间一般 15~20 分钟,每天 2~3 次,注意温度要适宜,避免烫伤患者。

去除影响血运的因素,如考虑张力过大引起的愈合不佳,应及时调整适当放松包扎,避免对切口过度压迫,但也要注意保持一定的压力,防止切口裂开进一步扩大。如果是因为手术中损伤了局部血管导致血运不良,可能需要进一步评估是否需要采取血管修复等措施,但这种情况相对复杂,要根据具体病情决定。

(6) 顽固性疼痛：术后部分患者会出现顽固性疼痛，原因多样。① 如果手术创口发生感染，炎症刺激周围组织会引起疼痛，局部会出现红肿、发热、压痛明显等症状，可能会伴有脓性分泌物，可予以抗感染治疗，局部换药，口服非甾体抗炎药。② 修补材料的大小、形状不合适，或者固定不恰当，也可能会对周围的头皮组织产生压迫或摩擦。例如，修补材料边缘锐利，在患者头部活动时会刺激头皮下的神经和血管，导致疼痛。若材料压迫或摩擦周围组织，可能需要再次手术调整材料的位置或更换合适的材料。在手术过程中，要精确评估材料与周围组织的关系，确保材料能够良好贴合，不会对周围组织产生不良影响。③ 手术过程中可能会损伤到头皮的感觉神经，如眶上神经、滑车上神经等。这些神经受损后，会引起其所支配区域的疼痛，疼痛性质多为刺痛、电击样痛或烧灼感。对于明确是神经受压或神经瘤引起的顽固性疼痛，如果保守治疗无效，可以考虑进行神经松解术，将受压的神经释放出来。如果神经瘤形成且疼痛严重，在充分评估后，也可以考虑将神经瘤切除，但这可能会导致神经支配区域的感觉缺失等并发症。

（郑春华 刘宏亮）

第六节　颅脑损伤护理

颅脑损伤是由于外力作用于头部，造成的脑组织器质性的损伤。多见于交通、工矿等事故，自然灾害，高空坠落，跌倒，爆炸，火器及多种钝器、锐器对头部的伤害。常与身体其他部位的损伤复合存在。

颅脑损伤包括颅骨损伤、脑损伤、创伤性颅内血肿、开放性颅脑损伤。

以先救命、后治病为原则。在患者发病初期应先维持患者的生命,防止患者再次损伤,减轻患者痛苦。

一、术前护理

(1) 开放气道:颅高压可有头痛、呕吐等现象,应迅速头偏向一侧,清理患者呼吸道及口鼻异物和分泌物,动作应轻柔、快速。有义齿的话需及时取出,保持呼吸道畅通,防止窒息,给予高流量吸氧,若出现呼吸抑制等情况,应及时通知医生,必要时行气管插管,并使用呼吸机辅助通气。癫痫发作时更应保持呼吸道通畅,发作时头偏向一侧,尽量拉伸气道加大吸氧流量。若出现心搏骤停,应立即行心肺复苏,通知医生。

(2) 立即建立静脉通路:遵医嘱使用止血药及脱水药防止水肿。在止血的同时,防止患者颅内压急剧升高,形成脑疝。必要时行两条静脉通道。

(3) 止血:检查患者头部伤口是否有合并其他部位损伤;包扎止血,配合抢救。

(4) 观察患者病情变化:患者常有头疼、呕吐、颈项强直、高热及心率快、呼吸促,出现症状及时报告医师进行处理。高热时通常应用物理降温,在效果欠佳的情况下,可使用控温毯,在特殊物理降温时,观察患者是否出现寒战、躁动不安、肌肉紧张、皮肤起鸡皮疙瘩,检测体温,每小时记录一次。协助医师做腰椎穿刺手术,严格无菌下注入药物,术后去枕平卧 6 小时,注意观察穿刺处有无出血及渗液。

对于颅脑创伤性患者一般是先有意识和瞳孔的变化，然后才有呼吸和循环的变化，故应掌握伤后意识障碍各期的表现及演变规律，便于及时掌握病情变化。如伤后意识稳定，或有昏迷逐渐转为清醒，通常为病情好转的表现；原发性昏迷，说明脑损伤严重；出现进行性意识障碍，说明有进行性脑受压存在，提示颅内血肿持续增大或脑水肿加重；伤后出现中间清醒期，则是硬脑膜外血肿的典型表现。瞳孔的变化可较早地反应有无颅内血肿。通过观察瞳孔大小、形态及对光反射的敏感程度，有助于进一步判断病情变化。早期颅内血肿可出现患侧瞳孔反应迟钝或先缩小如针尖样大。随着血肿逐渐增大，动眼神经麻痹，患侧瞳孔逐渐散大，对光反射也随之减弱乃至消失。瞳孔散大的早晚，也与血肿的部位有关，颞部血肿出现瞳孔改变较早而额部血肿则较晚。由于动眼神经瘫痪的症状可因强脱水剂的应用而即刻恢复，故观察瞳孔时，亦应注意脱水剂的影响。绝大多数瞳孔散大出现在血肿同侧，故具有定侧意义。如伴有脑干损伤，可出现双侧瞳孔极度缩小或时大时小。对首次 CT 检查正常、轻度异常或有颅骨骨折患者，若经保守治疗症状无改善或病情恶化，都应行 CT 跟踪复查。经 CT 复查，证实为颅内血肿，均予及时手术。

二、术后护理

（1）术后 24 小时禁食禁水，遵医嘱安排合理输液，调整滴速。

（2）绝对卧床休息：清醒患者应取侧卧位，避开伤口处，床头抬高 15°～30°。若癫痫发作时，注意患者安全，防止摔倒、坠床、

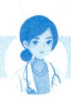

舌咬伤,注意保护头部及四肢,有活动性义齿应取下,迅速将衣服裤腰带松解开,利于呼吸通畅。对于躁动不安、意识不清等患者,应有专人陪护,必要时加以约束,防止发生坠床、碰伤、拔管等意外。

(3) 密切观察病情:观察生命体征、意识、瞳孔,进行格拉斯哥昏迷评分、体温检测,对于体温高的患者及时给予降温、温水擦拭或冰袋物理降温、酒精擦拭,前后颈、胸腰部、脚心禁止擦拭。加强颅内压、心电监护、血糖检测,并对各项指标动态变化情况做好记录,遵医嘱定时检测电解质的变化。

(4) 维持良好的颅内压:仰卧位头部抬高45°、仰卧屈膝位30°及45°可使颅内压明显下降,而右侧卧位头部抬高15°后,颅内压则明显升高,左侧卧位头部抬高30°,脑灌注明显下降。若患者处于休克状态,当取仰卧位;如处于深度昏迷当取侧卧位;意识清醒者,床头宜抬高20°~25°,以促进静脉回流通畅,不同体位可显著影响重型颅脑损伤的患者。

(5) 注意导管的妥善固定:观察引流液的色、质、量,避免过度引流,防止出现颅内感染或伤口感染等情况。严格遵守无菌操作原则,对患者各项导管进行护理,减少感染发生。

(6) 气道护理:针对气管切开并行机械通气的患者,护理要点包括定期翻身和拍背,以促进肺部通气和痰液排出,同时每天对病房进行紫外线消毒,以减少感染风险。需及时有效地清理口鼻及呼吸道分泌物,掌握正确的吸痰技术,并按医嘱进行雾化吸入,以确保呼吸道湿润通畅。此外,加强气道湿化和口腔护理,有效预防呼吸道感染。与清醒的患者及其家属积极沟通,根据患者的心理状态进行针对性的疏导,以改善心理状态,提高其对治疗的依从性和信心。在气管套管护理方面，应保持患者平卧或半卧位，每4小时放气囊一次，并定期清洗内套管，确保气管套管固定适当，避免脱落。拔管前需更换为金属导管，观察无不良反应后逐步试堵管，拔管时清洁伤口并吸痰，伤口需用无菌纱布覆盖，并每日换药直至愈合。通过以上措施，可以有效提高气管切开患者的护理质量，促进其恢复。

（7）指导患者进行合理适量的饮食：肠内营养开始的时间是影响患者预后的重要因素，可以改善患者的预后，缩短住院时间，减少感染的发生率，甚至可以减少病死率。术后小肠动力恢复最快，数小时即开始，胃运动约需要24小时，结肠最慢需要3～4天，因此，早期肠内营养（24～48小时）在临床上是可行的。对于手术后预计7～10天肠内营养或口服饮食不能达到热量目标的患者，肠外营养仍然是指南推荐的选择。

（8）深静脉血栓预防的护理措施：定期观察患者的肢体功能，监测肢体肿胀、疼痛、皮肤温度和颜色变化，以便及时发现血栓形成的潜在迹象。鼓励患者卧床休息1～2周，同时抬高患肢20～30厘米以促进静脉回流，减少水肿和疼痛。在下床活动时，患者应穿医用弹力袜或弹力绷带，避免大幅度活动和长时间保持同一姿势。饮食方面，建议患者摄入低脂、高膳食纤维的食物，并保持多饮水，以帮助大便通畅，避免用力排便引起腹内压增高。缓解疼痛时可以采用非药物手段，必要时遵医嘱使用镇痛药物，以提高患者的舒适度。用药护理方面，要遵医嘱定期使用抗凝、溶栓和祛聚药物，并确保按时监测凝血功能，避免跌倒和碰撞。此外，健康教育也十分重要，指导患者正确使用弹力袜，绝对戒烟以防烟草中尼古丁刺激血管收缩，强调抗凝药物的重要性，定期监测凝血酶原时间,注意出血倾向。同样,告知患者如出现下肢肿胀及疼痛不缓解,需及时就医。最终,护理团队应根据患者的具体情况,制定个性化的深静脉血栓预防方案,并定期进行评估和调整。

三、健康指导

对于颅内损伤患者:急性期应绝对卧床休息,床头抬高15°~30°,减轻脑水肿,昏迷患者应头偏向一侧,有活动性义齿应及时取出,避免误吸,保持呼吸道畅通。颅脑损伤患者强调抗癫痫药物应按时服用,不可随意停药、更改剂量,应定期复诊。服用抗癫痫药1~2年癫痫无发作者应在医生指导下减量直至停药。根据患者实际情况进行针对性的教育和指导,叮嘱患者按照健康指导手册内容每天完成一定强度的肢体、语言等功能锻炼,使患者由被照顾者逐渐转为自我照顾者。意识不清或肢体功能受限患者,应保持肢体功能位。病情平稳后,尽早做肢体康复锻炼,包括肢体被动及主动训练、语言能力及记忆力恢复的练习,可逐渐尝试独自完成各项生活项目,提高其日常生活能力。教会患者及家属自我护理方法改善生活自理能力及社会适应能力。要有步骤、循序渐进地进行各功能锻炼。着重进行患侧肢体的日常生活练习,如洗脸、刷牙等,以逐渐达到患者生活能部分自理,一时无法恢复的患者可采用各种辅助工具,如拐杖、行动辅助器等。强化患者康复信心缓解不良情绪。指导患者家属每日开窗通风,保持家中空气循环,采光良好。咳嗽或吐痰时叩背,辅助其排出痰液,保持呼吸道的畅通;对于长期卧床等患者保证床单的清洁、干燥,按时翻身拍背,翻身时应动作轻缓,避免拖、拉、拽,防止皮肤擦伤。避免碰到头部伤口,以免加重出血。伤口敷料应保持清洁、干燥,给予及时换药,防止伤口感染。保持病室安静。主动或被动帮助患者肌力运动,必要时行康复锻炼,这样可以有效预防肌肉萎缩。少量多餐地进食高蛋白、高热量、高维生素、粗纤维、易消化的饮食,以促进机体及手术切口的恢复,以及预防患者便秘等情况,对于神志不清或吞咽困难者,应遵医嘱留置胃管。患者大便不通时,可用开塞露纳肛,防止因为用力造成患者头部再次出血。避免情绪波动太大,防止诱发再次出血。注意休息,避免重体力活动,保持开朗乐观的心态,注意劳逸结合,适当锻炼。颅骨缺损患者应避免局部碰撞,可在伤后半年左右行颅骨成形术。

(王思烨 李 虎 姜丽秋)

参考文献

陈小娟,陈启航. 颅骨缺损修补的材料选择与临床应用[J]. 中华医学美容学杂志,2020,26(2):106-110.

高建华,周良辅. 外伤性颅内血肿的诊断与治疗[J]. 中华神经外科杂志,2016,32(3):215-219.

黄文杰,刘晓峰. 开放性颅脑损伤患者的临床处理与并发症分析[J]. 中国临床神经科学,2020,28(12):1452-1457.

江基尧,朱诚. 颅脑损伤临床治疗指南[M]. 上海:第二军医大学出版社,2002.

郎黎薇. 神经外科亚专科护理[M]. 上海:复旦大学出版社,2018.

李新宇,孙德成. 颅骨缺损修补术的研究进展[J]. 中华神经外科杂志,2019,35(9):1054-1059.

李艳,孙晖,郑义华,等. 外伤性颅内血肿的手术治疗与预后分析[J]. 中华创伤杂志,2017,33(10):735-739.

刘勇,赵卫国. 原发性脑损伤的机制与临床干预[J]. 临床神经外科杂志,2019,35(2):124-128.

彭扬,薛晖,张宗明. 颅内血肿患者的手术治疗和预后分析[J]. 中华急诊医学杂志,2019,28(4):1126-1130.

王海燕,刘子娟. 颅骨缺损修补材料的选择及应用[J]. 中华创伤杂志,2018,34(11):1041-1045.

王晓峰,赵卫国. 外伤性颅内血肿的内科治疗与手术干预[J]. 中国临床神经科学,2018,26(6):524-529.

王宇,朱志远. 外伤性颅内血肿术后护理干预与康复效果分析[J]. 护理研究,2018,32(5):734-738.

吴琦,曾明. 创伤性脑损伤的原发性脑损伤与继发性脑损伤的关系[J]. 中华创伤杂志,2016,32(10):888-892.

徐晓,高利华,梁陶媛. 颅脑损伤患者的临床处理与护理[J]. 中国临床神经外科杂志,2020,11.

徐晓昀,张劲松. 开放性颅脑损伤的早期手术干预及其疗效研究[J]. 中华急诊医学杂志,2019,28(10):1109-1113.

张国庆,王志刚. 原发脑损伤的病理机制及早期干预[J]. 中国急救医学,2017,37(9):12-16.

张瑞龙,李伟,刘峰. 原发脑损伤的临床特征与治疗进展[J]. 中华神经外科杂志,2017,33(5):405-408.

章翔. 临床神经外科学[M]. 北京:人民军医出版社,2006.

赵雅度. 神经系统外伤[M]. 北京:人民军医出版社,2001.

郑红云,唐和虎,张军卫,等. 颈脊髓损伤气管切开患者的呼吸管理[J]. 中国脊柱脊髓杂志,2015,25(2):158-162.

中华医学会神经外科学分会. 神经外科重症管理专家共识(2013版)[J]. 中华医学杂志,2013,93(23):1765-1779.

Basso A, Previgliano I, Duarte J M, et al. Advances in management of neurosurgical trauma in different continents [J]. World Journal of Surgery, 2001, 25(9), 1174-1178.

Desai K, Shaikh F, Sharif M, et al. Surgical outcomes of traumatic intracranial hematomas in 208 cases[J]. World Neurosurg, 2019, 128: 53-59.

Hsieh H, Chen T, Liao C, et al. Primary brain injury in traumatic brain injury and its impact on clinical outcomes: A comprehensive review[J]. World Neurosurg, 2018, 112: 230-237.

Keeves J, Ekegren C L, Beck B, et al. The relationship between geographic location and outcomes following injury: A scoping review[J]. Injury, 2019, 50(11): 1826-1838.

O'Keeffe S, McGovern R, Cronin M, et al. Primary brain injury in traumatic brain injury: A review of pathophysiology and management strategies[J]. J Neurotrauma, 2017, 34(7): 1221-1232.

O'Connell J, McGovern R, Mullins S, et al. The role of emergency decompressive craniectomy in traumatic brain injury with associated intracranial hematomas[J]. Trauma Surgery & Acute Care Open, 2017, 2(1): e000107.

Poca M A, Cervera M A, Ribera J, et al. Primary brain injury in trauma: Pathophysiology and clinical significance[J]. Brain Injury, 2018, 32(1): 31-36.

Uozumi M, Sanui M, Komuro T, et al. Interruption of enteral nutrition in the intensive care unit: A single-center survey[J]. Journal of Intensive Care, 2017, 5: 52.

Vespa P M, Hirt D, Manley G T. Traumatic Brain Injury[J]. Neurosurgery Clinics of North America, 2016, 27(4): 265-374.

Weathers S P, Ketchum J M, Bialas M, et al. Outcomes of cranioplasty after traumatic brain injury: A retrospective cohort study [J]. Neurosurgery, 2018, 83(5): 939-945.

Xie X, Zhao J, Zhang H, et al. Primary brain injury in traumatic brain injury: Pathophysiology and treatment strategies[J]. J Neurotrauma, 2018, 35(3): 557-563.

Xu Y, Jiang Y, Zhang X, et al. A retrospective study on the management of traumatic intracranial hematomas: 10-year experience [J]. J Clin Neurosci, 2018, 50: 135-141.

Zhou X, Huang X, Zhang T, et al. Traumatic intracranial hematomas: Factors influencing the outcome and a review of the surgical treatment[J]. J Neurosurg Sci, 2017, 61(2): 211-217.

Zong Y, Xue H, Sun J, et al. Surgical treatment of open cranial injuries with exposed brain tissue: A 15-year retrospective study [J]. Neurosurgical Review, 2017, 40(2): 273-279.

第二章

脊髓疾病

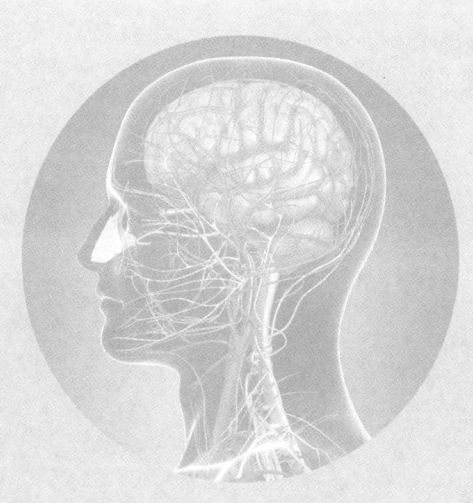

第一节　脊　髓　损　伤

脊髓损伤可分为开放性和闭合性两类。前者主要包括锐器伤和火器伤,后者可因暴力直接作用于脊柱或作用于身体其他部位再传导至脊柱,造成骨折或脱位而伤及脊髓,无骨折或脱位的脊髓损伤则可能为挥鞭样损伤或脊髓血液供应障碍等。

一、临床表现

(1) 外伤史:可为屈曲性损伤、伸展性损伤、挥鞭性损伤、刀戳伤和火器伤,伤后立即出现损伤水平以下运动、感觉和括约肌功能障碍,脊柱骨折的部位可有后突畸形,伴有胸、腹脏器伤者,可有呼吸困难、休克等表现。

(2) 脊髓震荡:表现为不完全性神经功能障碍,持续数分钟至数小时后恢复正常。

(3) 脊髓休克:损伤水平以下感觉完全消失,肢体弛缓性瘫痪、尿潴留、大便失禁、生理反射消失、病理反射阴性,持续时间依损伤严重程度而不同。一般多需2～4周或更长。

(4) 脊髓完全性损伤:休克期过后表现为损伤平面以下肌张力增高,腱反射亢进,出现病理反射,自主运动及感觉完全消失。

(5) 脊髓不完全性损伤:可在休克期过后表现,亦可在伤后立即表现。表现为损伤平面以下感觉、运动和直肠、膀胱括约肌功能的部分丧失。

二、辅助检查

（1）实验室检查：腰椎穿刺，测量脑脊液的压力，行脑脊液动力学检查，了解脑脊液是否含血及椎管通畅情况。

（2）神经影像学检查：① X 线检查，包括脊柱 X 线正、侧位片，检查脊柱损伤的水平和脱位情况，椎体有无骨折，并根据脊椎骨受损位置估计脊髓受损的程度。② CT 检查，可显示骨折部位，有无椎管内血肿。③ MRI 检查，可清楚显示脊髓受压及损伤的程度、性质、范围，有无出血，以及晚期出现的外伤性脊髓空洞及软化灶。

三、治疗

（1）非手术治疗：① 酌情行颅骨牵引、颈胸支架、手法整复、姿势复位。② 使用大剂量的甲泼尼龙、甘露醇，防止脊髓水肿及继发性损伤。③ 条件允许时，及早行高压氧治疗。

（2）手术治疗：主要使用椎体骨折的切开复位和固定、椎板切除、脊髓及受损神经根减压术。脊髓火器伤需要先处理合并伤，积极抗休克，早期应用抗生素，及早实施清创术，椎管内有异物及血肿、压迫脊髓及脑脊液通路严重者行椎板切除术。

四、术前护理

（1）脊髓损伤后除损伤部位疼痛外，立即出现的下肢或四肢的瘫痪、严重丧失生活自理能力等，使患者产生剧烈的心理波动，大部分有心理障碍或绝望轻生的念头，对生活失去信心和勇气。因此，护士要耐心细致地观察患者的言、情、动，尊重患者，细心呵护其自尊心，努力培养患者的自信心，增强患者的安全感、信赖感、安慰、鼓励患者,激发其战胜疾病的信心和勇气,对患者及家属进行有关康复知识教育,介绍疾病的治疗和康复护理方法,以取得配合。

(2) 术前监测:高位节段的脊髓损伤会影响脑干的生命中枢,故术前必须严密监测患者意识及生命体征的变化,如呼吸、心率、瞳孔等,特别是呼吸节律的变化及心率的突然减慢最为敏感,需要立即通知医生。

(3) 术前准备:配血,合理使用镇静药和抗生素,必要时行药物过敏试验。向患者交代情况,要求患者在术中与术后密切配合,为防止并发症创造良好的前提条件。

(4) 预防出血:对于使用大剂量激素治疗的患者,可遵医嘱使用奥美拉唑等药物预防消化道溃疡。同时嘱咐患者家属注意观察患者大便的颜色,以免遗漏和延迟对消化道出血的治疗。

五、术后并发症及防治

(1) 压疮:每 2 小时翻身 1 次,保持皮肤干燥,骨突出部位垫以气圈或海绵。

(2) 尿路感染:患者入院后一般均予以留置导尿。导尿管应每周更换 1 次,并进行膀胱冲洗。

(3) 肺部感染:C_4 以上脊髓损伤可导致呼吸困难、排痰不畅,较易并发肺部感染。应加强吸痰,雾化吸入治疗。

(4) 深静脉血栓形成:最严重的并发症是肺梗死致死。尽早活动下肢,应用抗血栓长袜等,一旦出现深静脉血栓形成,应行抗凝等治疗。

(刘 伟)

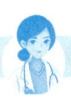

第二节 脊髓空洞症

脊髓空洞症是一种缓慢进行性脊髓退行性病变,在致病因素的影响下使脊髓中央管扩大或形成管状空腔,其周围胶质增生,引起受累的脊髓节段神经损害症状,表现为痛、温觉减退与消失而深感觉保存的分离性感觉障碍及相关肌群的下运动神经元瘫痪,兼有脊髓长束损害的运动障碍及神经营养障碍。脊髓空洞症最常发生于颈段及胸段,位居脊髓断面中心,但也可呈偏心发展。脊髓空洞症症状的严重程度与病程有很大关系,早期患者症状比较局限和轻微,晚期可发展至行动困难。

一、临床表现

(1)感觉异常:空洞位于脊髓颈段、上胸段,出现单侧上肢与上胸节之节段性感觉障碍,以节段性感觉分离障碍为特点,痛、温觉消失或减退症状,也可表现为双侧性。

(2)运动障碍:颈胸段脊髓空洞可出现一侧或两侧上肢弛缓性部分瘫痪,表现为肌无力、肌张力下降,尤以两手鱼际肌、骨间肌萎缩最为明显,严重者呈爪形手畸形,并且可有肌束震颤,一侧或两侧下肢发生上运动神经元性部分瘫痪、肌张力增高。

(3)自主神经损害症状:空洞累及脊髓侧角的交感神经脊髓中枢,出现霍纳氏综合征、病变相应节段肢体与躯干皮肤少汗,温度降低,指端、指甲角化过度、萎缩,失去光泽。由于痛、温觉消失,易发生烫伤与损伤。晚期患者出现大小便障碍。

二、辅助检查

（1）神经影像学检查：可行 CT、MRI、X 线检查及脊髓造影。无论是在 CT 平扫或增强扫描，均在髓内呈低信号区。MRI 对脊髓空洞症具有独特的诊断价值，能够显示脊髓空洞波的范围和大小，以及有无分隔。

（2）诱发电位及肌电图：了解神经传导功能。

三、治疗

（1）有脑积水并颅内压增高者，先行侧脑室-腹腔分流术。

（2）约 70% 的患者合并小脑扁桃体下疝，可采用枕下减压术，根据小脑扁桃体下疝程度决定骨窗范围、硬脑膜切开成形及小脑扁桃体切除与否。目前对 Chiari 畸形主流术式为枕下减压，骨窗 3 cm×1.5 cm，硬脑膜扩大成形，减压充分，极少切除扁桃体和切开脊髓空洞。

（3）对无明显环枕骨畸形及小脑扁桃体下疝者，可于病变相应部位行椎管内探查及脊髓空洞-蛛网膜下隙分流术。

手术要点：① 如果不存在 Chiari 畸形，首先应进行脊髓空洞-蛛网膜下隙分流。如果失败，则进行脊髓空洞-腹腔分流。② 选择脊髓空洞最严重处（优先选择 $T_{2/3}$ 节段），在侧柱和后柱间的脊髓背根入髓区行脊髓切开术（肿瘤则在中线部位），因为这一区域最薄，并且一般已经存在由脊髓空洞导致的上肢本体感觉障碍。分流术后约 10% 的患者出现脊髓后柱功能障碍。③ 脊髓空洞-蛛网膜下隙分流术，务必确认分流管远端位于蛛网膜下隙（而不是仅位于硬膜下），否则分流管无法起到作用。

四、术前护理

(1) 嘱脑积水患者保持情绪稳定,避免剧烈咳嗽、打喷嚏,勿用力排大便,以免诱发颅内压增高而发生脑疝。

(2) 评估患者肌力,有无肢体麻木。对行走不便者加强预防跌倒及坠床的宣教。了解排便、排尿情况,并指导患者锻炼卧床排大小便。

(3) 对感觉障碍患者,应加强安全防范与相关知识宣教。冬季要注意保暖,使用热水时,注意水温,先用健侧测试。

(4) 观察小脑扁桃体下疝畸形患者疼痛的部位、性质、程度及有无放射痛。由于小脑扁桃体下疝入颈椎椎管内,直接压迫延髓和上脊髓,可能影响患者的呼吸功能,应严密观察患者呼吸的频率、节律和形态的变化。术前应指导患者进行深呼吸及有效咳嗽的锻炼,以增加肺活量,促进痰液排出,预防术后发生坠积性肺炎。

五、术后并发症及防治

(1) 呼吸功能障碍:脊髓空洞症患者(尤其合并延髓空洞),术后可能出现呼吸功能障碍,应备床边气管切开包、呼吸机等设备,必要时入重症监护病房。

(2) 出血:观察四肢活动情况,术后有可能发生血肿,如患者麻醉清醒,后背部及肢体剧痛难忍、烦躁,感觉障碍平面上升,肢体力弱加重,有以上情况应及时行MRI检查或手术探查。

(3) 脊髓水肿:术后可应用激素,肢体活动障碍者加强被动活动。

（4）中枢感染：当怀疑有中枢感染时，行腰穿化验脑脊液，确诊中枢感染后，行腰大池持续引流，并根据病原学检查调整抗生素应用，必要时拔除分流装置。

（刘　伟　刘宏亮）

第三节　椎管内肿瘤

椎管内肿瘤是指生长于脊髓及与脊髓相连接的组织包括神经根、硬脊膜、血管、脊髓及脂肪等组织的原发与继发性肿瘤。肿瘤可分为硬脊膜外和硬脊膜内两型，后者又分为髓内和髓外肿瘤。在组织发生学上，椎管内肿瘤可起源于脊髓外胚层的室管膜瘤和胶质细胞，如神经胶质瘤、神经鞘瘤；可起源于脊髓的中胚间叶质，如脊膜瘤；亦可由椎管周围组织直接侵入椎管内。在临床上常见的椎管内肿瘤有神经鞘瘤、脊膜瘤、海绵状血管瘤、脂肪瘤等，可发生在任何年龄，以20～40岁组最多见，男性稍多于女性，但脊膜瘤好发于女性。

一、转移性硬膜外肿瘤

转移性脊柱肿瘤比原发性脊柱肿瘤更为普遍，脊柱骨质是转移性肿瘤好波及的部位，其中胸椎是最常受累部位，高发年龄为40～60岁，男性多于女性。

1. 临床表现

脊柱骨质的破坏程度、神经结构压迫的程度和肿瘤生长的速

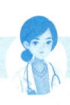

度,与病情明显相关。体检主要发现相应的神经功能障碍、疼痛和可触及的肿块。疼痛是最常见的初始症状,可分为根性疼痛(由神经根受压或椎间孔狭窄所致)、轴性疼痛(由椎体或邻近结构受累引起压迫及其脊柱不稳定所致)及局灶性疼痛。

2. 辅助检查

转移性脊柱肿瘤影像诊断的"金标准"是平扫和增强的 MRI 表现,可以清楚分辨出骨性和软组织的界面、压迫性或侵袭性骨破坏、神经及椎旁结构受累程度。CT 检查能详细了解骨质破坏的程度,如果 MRI 检查禁忌时,可行脊髓造影检查。

3. 治疗

绝大多数情况下,治疗目标是缓解症状,挽救及保留神经功能,恢复脊柱稳定性,只有少数选择性病例能达到治愈(如孤立性肾细胞癌脊柱转移,有望治愈)。手术前应对全身及其神经系统功能状况(预后判断的重要指标)、年龄、生存期(至少3个月)等进行综合评估。手术目标包括获得理想的肿瘤切除,充分的减压,稳定性的恢复(破坏的椎体重建或经椎弓根内固定)等。姑息性治疗包括化学治疗与放射治疗。

二、原发性硬膜外肿瘤

原发性硬膜外肿瘤大约占脊柱脊髓肿瘤的 10%,男性比女性更易发病。常见原发性硬膜外肿瘤有脊索瘤、软骨肉瘤、骨肉瘤、尤因肉瘤等。

1. 临床表现

脊索瘤的常见症状是背痛或颈痛,近三分之一的患者显示神经功能缺失,有时体检可触及肿块。

软骨肉瘤常见根性疼痛,脊髓或马尾神经综合征,夜间局灶疼痛加重。

2. 辅助检查

MRI检查是诊断脊索瘤和软骨肉瘤的"金标准"。两者在T_2WI上均表现高密度信号,但增强扫描后则能鉴别开来,软骨肉瘤是呈典型的环状-弧状强化环表现。

3. 治疗

理想的治疗是沿着肿瘤的边界完整地切除肿瘤,避免肿瘤块破裂。术中肿瘤破裂,细胞脱落游走与肿瘤局部复发有直接相关性。根据肿瘤病理学结果,选择放射治疗或化学治疗。

三、硬膜内髓外肿瘤

硬膜内髓外肿瘤是脊柱脊髓第二常见肿瘤。常见硬膜内髓外肿瘤有神经鞘瘤、脊膜瘤、神经纤维瘤和副神经节细胞瘤。绝大多数硬膜内髓外肿瘤为良性,但它们通常引起显著的神经功能障碍。

1. 临床表现

临床上常隐匿性起病,最常见的症状是局部或根性疼痛,其他症状和体征包括步态不稳、肢体乏力、感觉减退、阳痿或大小便障碍等。发生急性头痛通常怀疑是由肿瘤卒中出血进入蛛网膜下隙所致。体检常可发现脊髓半切综合征及长束体征,如病理征阳性、阵挛、反射亢进等。

2. 辅助检查

MRI是最有效的检查手段。如果禁忌做MRI检查,CT增强扫描亦可作为补充选择手段。脊膜瘤、神经鞘瘤、神经纤维瘤

在 T_2WI 上均表现为高信号,在 T_1WI 上等信号或低信号。神经鞘瘤往往表现出多囊变,增强检查呈不均匀强化,哑铃形亦较常见。相比之下,脊膜瘤少有囊变,常呈均匀强化,脊膜常有强化反应,即"硬膜尾征"。

3. 治疗

绝大多数硬膜内髓外肿瘤在显微操作下操作,可以获得理想的全切除,预后良好。但一些因素如肿瘤的部位、累及脊髓的程度,依然影响到肿瘤的切除及预后。如果要保留神经功能不损伤很难做到肿瘤全切除时,部分或大部分切除肿瘤依然可行。特别是多发性神经纤维瘤或哑铃形椎管内外的肿瘤,手术依然存在较大挑战。术后肿瘤复发的处理应根据肿瘤的性质及其化学治疗、放射治疗敏感性等因素再决定具体方案。

四、硬膜内髓内肿瘤

硬膜内髓内肿瘤占中枢神经系统肿瘤的 6%~8%。两大最为常见的肿瘤为室管膜瘤和星形细胞瘤。低级别的星形细胞瘤在儿童多见,而成人以低级别的室管膜瘤更为常见。高级别的星形细胞瘤在脊髓内呈浸润性生长,无明确边界,难以全切除,预后差,复发率高。

1. 临床表现

硬膜内髓内肿瘤早期无特异性症状,起病常隐匿。病程进展一定程度,表现出根性疼痛或局灶性疼痛、感觉障碍(麻木、感觉减退等)、肌痉挛或无力,严重者可表现为脊髓半切损害。

髓内肿瘤和髓外肿瘤在症状学上常有所不同,髓内肿瘤通常先影响到后索功能,而髓外肿瘤常先影响到感觉功能。

硬膜内髓内肿瘤与硬膜内髓外肿瘤临床表现常无明显特异性，不同患者症状可有明显差异。部分患者可在检查时偶然发现肿瘤，无明显临床症状，也有一部分患者可表现为不同程度的疼痛、感觉异常、运动障碍、大小便及性功能障碍等，或者脊柱侧弯，儿童尤为多见。根据肿瘤累及脊髓的水平，可表现出相应症状，如呼吸循环、大小便等功能障碍。

2. 辅助检查

MRI 检查为主要手段，T_1WI 平扫或增强常可以显示肿瘤实体，T_2WI 可更加显示空洞或囊变。星形细胞瘤轴位观，T_1WI 上常显示偏心性生长，不均匀性强化；而室管膜瘤则为等中心性生长，均匀强化为主要表现。如果肿瘤生长过程中出现卒中，肿瘤通常显示信号不均匀，T_2WI 上常显示特征性含铁血黄素沉着改变。

3. 治疗

肿瘤组织学类型和术前神经功能状况是决定预后的关键。星形细胞瘤外观灰黄色，鱼肉状，浸润性生长，与脊髓边界不清楚，可先从瘤内切除，再向周边进展，力求切到正常组织界限。室管膜瘤常有良好的边界，力求完整切除，减少分块切除，通常可获得较为理想的手术切除，预后良好。术中使用激光，可以减少对脊髓的损伤。术中监测躯体感觉诱发电位及运动诱发电位，有助于提醒术者加强对脊髓功能的保护。

五、椎管内肿瘤术后并发症

椎管内肿瘤术后可出现多种并发症。术后特殊并发症包括神经功能损害、切口感染、脑脊液漏、呼吸功能不全及术后脊柱稳

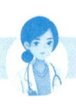

定性降低等。

(1) 神经功能损害：与髓内肿瘤相比，髓外肿瘤术后神经功能损害发病率较低。约有10%患者术后神经功能会恶化。进行性神经功能恶化并不意味手术中神经损害所致，该类患者应在发现早期行急诊MRI或CT检查，排除脊髓受压迫可能。

(2) 切口感染：该并发症偶有发生，可为表浅部位亦可为深部感染。对于怀疑切口感染的患者应行MRI检查，血常规、血沉、C反应蛋白等实验室检查。表浅感染可根据细菌培养等口服抗生素治疗，深部感染则需清创术，根据细菌培养和药敏，进行持续几周的抗生素治疗。

(3) 脑脊液漏：术后清亮脑脊液自切口漏出也有发生。脑脊液漏以卧床休息为主，若发病位置特殊，可行脑脊液漏部位加压。长期脑脊液漏易导致脑膜炎。若卧床休息72小时后及瘘口部位加压无明显疗效，可行再次手术修补瘘口。行二次手术前应排除脑积水形成的可能，必要时考虑脑脊液永久性引流。

(4) 呼吸功能不全：呼吸功能不全在术后较为罕见，是高颈段脊髓前角神经元损伤或脊髓运动传导束受压迫或坏死所致。呼吸肌瘫痪导致血氧不足，二氧化碳潴留，可在手术当时发病亦可延迟发病。该类患者应及早行机械通气，气管切开。

(5) 术后脊柱稳定性降低：儿童多见，可于术后数月或数年后发病。最常见的症状就是进行性脊柱侧凸，可无临床症状。术中应尽可能缩小椎板切除范围，避免损伤脊椎小关节及韧带。对于进行性脊柱后凸患者，应根据脊柱不稳定的位置及程度行颈、颈段、颈胸段等内固定治疗。

（刘　伟）

第四节 脊髓疾病围术期护理

一、术前护理

（1）安全护理：由于患者部分肢体冷、热、痛感觉迟钝或消失，护士及家属应防止患者烫伤、压伤、冻伤，禁用热水袋。对步态不稳、行走无力者，要有专人陪护防止跌倒、坠床等。

（2）皮肤准备：术前1日沐浴，勿抓伤皮肤。

二、术后护理

（1）病情观察：全身麻醉术后观察患者意识、瞳孔、肌力、血压、脉搏、呼吸，必要时测氧饱和度。肌力观察主要依据0～5级分级标准，严密观察呼吸频率、方式。发现呼吸频率、方式改变或呼吸无力时，及时汇报医生。在观察过程中，发现感觉障碍平面上升或四肢肌力减退，应考虑脊髓出血或水肿，必须立即报告医生采取措施。① 颈位手术：麻醉清醒后观察四肢肌力活动、严密观察呼吸变化，术后可能会出现颈交感神经节损伤症（霍纳综合征：患侧瞳孔缩小，眼睑下垂，眼球凹陷）一般不需要处理。② 胸椎手术：如术后出现腹胀、排泄困难，可肌内注射新斯的明0.5 mg或肛管排气。③ 腰椎手术：观察下肢肌力和肛周皮肤有无感觉异常。

（2）移动：搬动患者时要保持脊髓水平位置，尤其是在搬运高颈位手术患者时，更应注意颈部不能过伸过屈。最好能佩戴颈托，避免搬动造成脊髓损伤。搬运时应采取3人平托法：3位搬

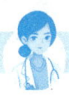

运员同时位于患者外侧,分别托起患者头颈、躯干、下肢,保持患者身体轴线平直不扭曲,将患者轻轻放置在病床上。

(3)椎管内肿瘤术后宜取侧卧位,以睡木板床或硬垫床为佳。脊髓空洞术后取平卧位,头部垫软枕,高度以一拳为宜,使颈部与躯干保持呈直线,以免过高引起颈部前屈,过低引起颈部向后过伸。患者侧卧位时在肩背部和腿部垫支持物,以维持侧卧姿势。术后翻身或搬动时,应保持患者头、颈、肩、躯干纵轴一致,避免旋转与震动。

(4)引流管护理:保持伤口引流管的通畅,观察引流液的颜色、性质及量,翻身时避免引流管脱出,一般引流管在手术后2~3天拔除。术后不能自行解尿者应给予留置导尿管,保持导尿管的通畅,观察尿液的颜色、性质及尿量,定时夹放引流管,以训练膀胱功能。鼓励患者多饮水,预防尿路感染。

(5)伤口护理:下颈上胸段术后患者,禁止做拥抱用力动作,以免伤口崩裂。注意术后伤口感染征象,保持敷料的干燥,尤其是骶尾部。污染衣裤及时更换。伤口感染常在术后3~7天出现,表现为局部搏动性疼痛,皮肤潮红、肿胀、皮温升高,压痛明显,并伴有体温升高,应及时报告医生,检查伤口情况。脊髓空洞患者需观察伤口敷料有无渗血、渗液,若周围皮下组织有瘀斑,要警惕颈部深血肿的发生。伤口敷料如有无色或淡红色渗出液,提示有脑脊液外漏的可能,应嘱患者严格卧床。还需佩戴合适的颈托,防止因头颈部扭曲导致脊椎脱位压迫脊髓,引起脊髓功能障碍。

(6)神经麻痹护理:术后可能出现神经麻痹,对各种温、痛感觉消失或减退,应禁用热水袋,避免烫伤。

(7)疼痛护理:少数患者术后会出现较持久的肢体或躯干的剧烈疼痛,产生的原因不明,可能与感觉传导束受刺激有关。应做好疼痛评估,及时报告医生给予适当的止痛剂并配合心理治疗,减轻患者痛苦。

(8)并发症护理

1)呼吸道感染:保持室内空气清新,定时开窗通风。对于高位截瘫者,要按时翻身、拍背,每次拍背时用空掌从患者背部肺底部由下向上、由外向内,拍击到肺尖部;帮助患者咳嗽排痰,增强后背部血液循环。指导患者做深呼吸及扩胸运动,有利于肺复张。有气管插管的患者要做好插管护理,及时吸痰,并监测血氧饱和度。床旁备吸引器,必要时备呼吸机。

2)泌尿系统感染:对于长期留置导尿管者,应鼓励多饮水,稀释尿液,借助排尿冲洗膀胱尿道,减少细菌繁殖,预防泌尿系统感染。每日尿量应保持在1 500～2 000 mL。保持会阴部清洁,按时做好尿道口护理。定时夹放导尿管,白天2～3小时一次,夜间4～5小时一次,使膀胱保持节律性充盈和排空,防止膀胱痉挛和缩小。开放导尿管时,嘱患者做用力排小便动作,促进功能恢复。也可做间歇插管,每3～6小时插管导尿一次,使膀胱周期性排空,减少感染,促进功能恢复。

3)压疮:卧床患者应避免软组织长期受压,按时翻身、拍背,使用气垫床;每日用温水擦浴,保持皮肤清洁;保持床单平整、干燥;保证全身营养摄入,防止压疮的形成。

4)关节挛缩:指导患者及时进行功能锻炼,保持肢体的功能位。卧位姿势不得压迫患肢,下肢瘫痪者应防止关节畸形。足下垂者,应穿功能鞋,保持双足功能位。

5）下肢静脉血栓形成：做好下肢被动运动，保持肌肉柔韧性，防止血栓形成。有条件的患者，可穿医用弹力袜，应用压力循环泵促进下肢血液循环。

6）排便障碍：通常是由于脊髓损伤后肛门的感觉或动力异常及手术后长期卧床肠蠕动减少引起。对于脊髓损伤后排便障碍的患者，可让患者模拟排便和紧缩的动作，用肛门指诊对肛门直肠肌肉的力量与协调性做出评估，用肛门直肠测压评估肛门内、外括约肌的功能与直肠壁的感觉功能和顺应性等。对于手术后长期卧床排便障碍的患者，可听诊肠蠕动以评估排便情况。

（9）心理指导：脊髓功能的恢复是一个缓慢的过程，部分患者常会因效果不明显而失去耐心，在情绪上常有伤感、易激动的表现。医护人员要告诉患者脊髓恢复的过程，增强患者的自信心，积极主动参与康复目标制订的全过程。

（10）饮食指导：营养是机体生长、组织修复和维持正常生理功能的物质基础，是患者康复不可缺少的条件。形成良好的饮食习惯，多进食高蛋白、高维生素、高纤维素的易消化食物，避免辛辣饮食，对功能的恢复和避免并发症的发生有积极的意义。

（11）消化道功能紊乱：脊髓损伤后，躯体神经功能发生障碍，患者可出现一系列消化系统功能紊乱的症状。全截瘫患者在伤后常出现腹胀、肠鸣音减弱或消失，应禁食3～5天，必要时胃肠减压，肛门排气。

（12）肌肉挛缩和关节变形：合理的功能体位和适当的早期被动运动，不仅能促进血液循环，还能防止因长期卧床导致的肌肉挛缩和关节变形。对于使患者痛苦或影响患者生活能力及康复训练的痉挛性肌肉疼痛可给予肌肉松弛剂治疗。

（13）高热：脊髓损伤时，自主神经系统功能紊乱，机体对周围环境温度的变化丧失了调节和适应的能力，以及合并肺部及泌尿系统感染，常产生高热，最高可达 40℃ 以上。因此要调节室温，保持病室通风，鼓励患者多饮水。高热时遵医嘱采取物理降温或常温治疗，同时预防降温太快、太低造成体温复升后引起循环衰竭。补充足够的水、电解质、葡萄糖和氨基酸。

三、康复指导

（1）按摩：对瘫痪的肌肉用柔软、缓慢的中等力度进行按摩、揉捏。对拮抗肌给予按摩，使其放松。

（2）被动运动：鼓励患者尽量用健侧肢体带领患肢做被动运动，或由家属帮助运动患肢，完成关节全幅活动。

（3）主动运动：① 进行本体促进法训练，在主动运动恢复之前，利用各种本体反射（如浅伸反射、屈曲反射）进行训练，以诱发主动运动。② 瘫痪肌肉先做假想运动，然后再做助力运动。③ 患肢主动运动，保持肌力，防止萎缩。④ 进行坐起锻炼，先将床头摇起 30°~60°，1 周内可以坐起，最初由他人辅助，以后患者可凭借绳带坐起，进而双腿下垂坐在床边，最后下地、坐椅。⑤ 瘫痪肢体理疗可改善患肢血液循环，促进功能恢复，延缓和防止肌肉萎缩。

（4）鼓励患者保持乐观愉快的情绪，寻找心理放松的方式和方法，在精神方面为自己创造一个良好的环境。

（5）指导感觉障碍患者每天自我检查无感觉区有无受伤，注意皮肤有无发红、水疱、淤血、抓伤等情况出现；在拿热的碗、盆、杯及金属勺子时应戴手套，以免烫伤。

（6）指导患者合理搭配饮食，宜食用高蛋白及富含维生素、钙、锌的饮食，以提供神经细胞和骨骼肌细胞重建所必需的营养物质。

（7）佩戴颈托者，需坚持戴颈托1～3个月，避免扭转、过屈及过伸等损伤颈椎的动作。

（8）脊髓损伤患者经过康复训练后，恢复程度个体差异很大。在康复之前，先进行功能结果评定，用于判断神经功能和伤残程度，以及患者的生活自理能力，为康复评价提供量化的依据。目前多采用功能独立性测定方法，内容包括6方面的能力测试：生活自理能力、括约肌控制能力、活动能力、行动能力（轮椅、行走、上楼梯）、理解交流能力、社会认识能力（社会交往、解决问题及记忆能力）。根据脊髓损伤的程度不同，制订切实可行的康复计划，指导患者进行定时、定量、循序渐进、持之以恒的功能锻炼是关键。

1）上肢功能锻炼：上肢做屈伸等动作，或借助哑铃、拉力器以增加上肢的臂力，或练习俯卧撑，为练坐、站、走打基础。

2）下肢功能锻炼：仰卧时可将双下肢悬吊，借助滑轮的滚动，练习屈膝、屈髋动作，俯卧时练习屈、伸膝动作。

3）腹部肌肉锻炼：床头拉绳练习起坐训练，次数与力度应由少到多、由小到大循序渐进，进而练习自主地仰卧起坐。

4）坐位锻炼：开始练坐时，靠坐角度由小变大。练坐时臀部可用软垫保护。练习坐位应注意左右平衡，由双手支撑到双手离床，床旁要有人保护以防止摔倒，每日进行2次。

5）立位锻炼：可在斜板上直立训练，斜板的角度由小到大，逐渐进行直至完全直立。高位截瘫的患者要固定好髋、膝关节，防止双下肢久不支撑而造成骨质疏松。

6）轮椅使用：对于截瘫患者，轮椅是很重要的代步工具，挑选轮椅的时候尺寸大小要适合患者，教会患者如何使用轮椅及熟练掌握轮椅的各项功能；还应防止压疮的发生，需每30～60分钟抬臀1次。

（梁嫣楚 李 虎）

参考文献

刘晓东,王炳华,孙士辉. 椎管内肿瘤的影像学表现及治疗进展[J]. 中华神经外科杂志,2017,33(7)：818-823.

潘一鸣,李鹏飞,王涛. 脊髓损伤患者的康复治疗研究[J]. 中华物理医学与康复杂志,2019,41(5)：351-358.

王建军,朱建华,郭俊杰. 脊髓空洞症的诊断与治疗[J]. 中华神经外科杂志,2018,34(7)：763-768.

徐磊,高峰,赵凌云. 脊髓损伤的急救与治疗策略[J]. 中华神经外科杂志,2020,36(3)：206-211.

杨良枫,李小峰.标准化抢救护理流程在脊柱脊髓损伤病人中的应用研究[J].护理研究,2014,28(8)：2871-2872.

张健,李伟光,张成岗.减压手术治疗脊髓损伤的研究进展[J].中华神经医学杂志,2015,14(4)：453.

张伟,李文杰,王彬. 脊髓损伤的诊断与康复治疗进展[J]. 中国神经外科杂志,2018,34(8)：852-857.

赵宏达,高锋. 脊髓空洞症的诊断与手术治疗进展[J]. 中国神经外科杂志,2019,35(1)：8-14.

郑红云,唐和虎,张军卫,等.颈脊髓损伤气管切开患者的呼吸管理[J].中国脊柱脊髓杂志,2015,25(2)：158-162.

Kwon B K, Tetzlaff W, Grauer J N, et al. Pathophysiology and pharmacologic treatment of acute spinal cord injury[J]. Spine, 2019, 44(1)：11-23.

Li S, Chen H, Yang H, et al. Surgical management of spinal cord injury and the impact of early intervention on outcomes[J]. J Neurosurg Spine, 2019, 31(1): 71-77.

Liao L, Wang W, Zhang Q, et al. Diagnosis and surgical management of syringomyelia associated with Chiari malformation: A 5-year retrospective study[J]. Spine (Phila Pa 1976), 2017, 42(18): 1407-1413.

Maimon S, Arish N, Oren M, et al. Syringomyelia: A review of clinical features, diagnosis, and management[J]. World Neurosurg, 2019, 129: 101-106.

Wang L, Zhang X, Yang Q, et al. Current strategies in the treatment of spinal cord injury: From animal models to clinical trials[J]. Front Neurol, 2020, 11: 575.

Xu S, Huang J, Chen Y, et al. Minimally invasive surgery for intradural spinal tumors: A review of surgical approaches and outcomes[J]. World Neurosurg, 2019, 125: 272-278.

Zhang L, Liu X, Li Q, et al. Surgical treatment of syringomyelia and Chiari malformation type I: A review of 30 cases[J]. J Clin Neurosci, 2018, 58: 79-85.

第三章

脑血管病

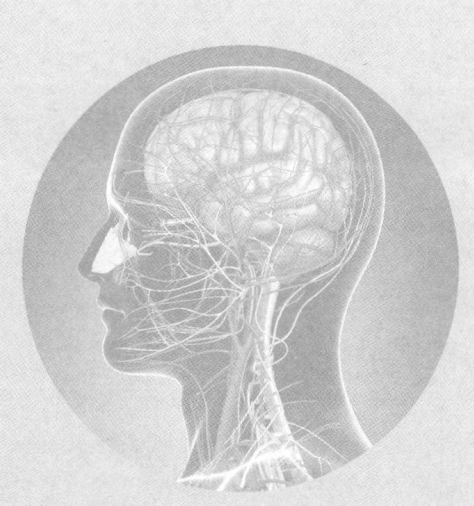

第一节　高血压脑出血

最新的统计资料显示,脑出血发病率是蛛网膜下隙出血的 2 倍。通常是在活动时发病,这可能与血压的升高或脑血流量的增加有关。

一、临床表现

脑内血肿的患者会出现剧烈头痛、呕吐及不同程度的意识障碍等症状,常经过几分钟至几小时的平稳期后出现进行性加重。

高血压脑出血的常见部位:① 壳核出血,壳核出血为高血压脑出血的最好发部位,病情逐步平稳后出现恶化者占 62%。一般先出现对侧肢体偏瘫,严重时可发展为昏迷甚至死亡。② 丘脑出血,一般出现对侧半身感觉障碍。当内囊出血时也出现偏瘫症状。如果向脑干上方扩展,则出现垂直凝视不能、眼睑下垂、瞳孔缩小、瞳孔大小不等。当脑脊液循环受阻,可出现脑积水。特点是小血肿常导致永久性残疾。③ 小脑出血,由于对脑干的直接压迫,这些患者先出现昏迷而不是先出现偏瘫,这点与其他幕上病变不同。④ 脑叶出血,症状与血肿所在的四个脑叶不同。额叶:可出现对侧偏瘫,偏瘫多发生于上肢、下肢和面部,较轻微;顶叶:对侧半身感觉障碍,偏瘫较轻;枕叶:同侧眼痛和对侧同向偏盲;颞叶:在优势半球者,出现语言不流利和听力障碍,理解力差,但重复性相对较好。

二、辅助诊断

(1) CT 检查：可以快速且清楚显示出血灶，血肿为高密度。

(2) MRI 检查：不作为首选检查。高血压脑出血的 MRI 表现非常复杂，它根据血凝块体积吸收缩小的时间长短（血块寿命）而有所不同。

三、治疗

1. 早期处理

(1) 高血压应用药物控制血压，但要避免血压下降过快。

(2) 了解凝血状况，检查凝血酶原时间、活化部分凝血活酶时间、血小板计数，纠正任何异常情况。对于血小板计数<5 万/mm^2 者，建议输血小板。

(3) 抗血管痉挛治疗绝大多数用钙离子拮抗剂（尼莫地平）。

(4) 激素治疗尚有争议。高血压脑出血患者激素治疗无明显益处，反而会出现更多的并发症（主要是感染、消化道出血和导致糖尿病）。如果影像学表现有明显水肿则考虑用激素治疗。

(5) 如果神志不清或昏迷则考虑插管和过度换气。

(6) 处理颅内压增高。如果可疑颅内压高，可行颅内压监测。

(7) 控制电解质和酸碱平衡。

(8) 血管造影对于>45 岁、既往有高血压或丘脑、壳核、后颅凹出血的患者可不做血管造影。血管造影只是排除动静脉畸形或其他原因所致的脑出血。

2. 手术治疗

手术治疗可以降低再出血、水肿或由于血肿的占位效应导致的坏死引起的致残率,但是却很少能改善神经功能。是否采取手术治疗措施必须针对每一位患者具体神经功能情况、出血多少和部位、患者年龄及患者本人和家庭对疾病的关注程度来决定。大量的临床实践证明,脑出血的治疗必须遵循个体化的原则,这样可以有效地降低病死率及致残率,提高整体治疗水平。

高血压脑出血手术治疗的目的是清除血肿,减低颅内压,解除或防止威胁生命的脑疝,使受压的神经结构有恢复的可能。手术的关键是适当的手术时机、合适的手术方式及手术后并发症的防治。

(1) 手术治疗适应证:① 病变部位有明显占位效应,影像上中线移位明显(表明有早期脑疝迹象)。② 因病变本身或周围水肿导致占位效应而引起的症状(如偏瘫、失语,有时只是精神错乱或躁动)。③ 大脑血肿超过 30 mL 应积极手术。对于小脑血肿,格拉斯哥昏迷评分≥14 分和血肿直径<4 cm,可保守治疗;格拉斯哥昏迷评分≤13 分和血肿直径≥4 cm,手术清除;但当脑干生理反射消失和四肢呈弛缓性瘫痪时已不适合手术治疗。④ 持续颅内压增高(非手术治疗措施无效):清除血肿能降低颅内压,但是预后如何不能确定。⑤ 无论部位如何,病情迅速恶化者(特别是出现脑干受压体征)。⑥ 年轻患者(特别是<50 岁):这些患者比较年长患者能更好地耐受手术,而且,有别于年老患者有脑萎缩,他们耐受血肿和水肿的占位效应差。⑦ 出血后的早期措施:症状出现或者恶化后 4 小时内手术效果较好。

(2) 手术方法

1) 开颅清除血肿:以往传统开颅手术多采用大骨瓣开颅,

近期提倡进行微创显微外科手术,甚至国外有学者应用神经内镜辅助完成手术,目的是一方面清除血肿和彻底止血,另一方面提倡尽可能地减少手术创伤,从而将手术对患者的影响降至最低。

2）穿刺血肿碎吸术:常用立体定向辅助定位,血肿碎吸后引流,有时可以向血肿腔内间断打入尿激酶溶解血肿。适用于血肿相对小和表浅,或不能耐受开颅手术的病例。

（3）术后并发症及处理

1）肺部感染:误吸是合并肺炎的主要原因,一般通过生命体征监测、体格检查、胸部 X 线片确证,肺炎的治疗包括呼吸支持和抗生素治疗,应定期对患者进行痰培养,根据药物敏感试验结果调整抗生素;对昏迷 3 天以上并伴上呼吸道梗阻患者建议行气管切开,改善通气状态,方便呼吸道管理。

2）上消化道出血:应激性溃疡是脑卒中患者急性期常见并发症。处理方法包括:① 胃内灌洗,冰生理盐水 100～200 mL,其中 50～100 mL 加入去甲肾上腺素 1～2 mg 经胃管注入;无效者可将另外 50～100 mL 冰盐水中加入凝血酶 1 000～2 000 U 注入。② 使用抑制胃酸药物,奥美拉唑首次 80 mg 静脉滴注,后改为 40 mg 每天两次静脉滴注。③ 注意补液,防止电解质紊乱甚至休克。

3）发热:应注意区分中枢性高热和感染性发热,积极寻求发热原因,并应用物理降温和退热药物治疗。

4）水电解质紊乱:定期复查离子、肝肾功能,及时纠正内环境紊乱。

5）下肢深静脉血栓形成:目前尚缺乏有效的预防措施,研究表明，低分子肝素能有效降低其发生风险，但其增加颅内出血的风险尚缺乏足够数据报道。

(4) 术后监护的注意事项：① 患者术后应注意控制血压，原则上在保持颅脑灌注压前提下控制血压，临床上通常主张将收缩压控制在 150～160 mmHg 水平。② 因手术或原发出血病灶影响，患者术后仍存在颅内水肿可能，需监测颅内压。颅内压应控制在 22 mmHg 以下，如超过此数值应结合患者格拉斯哥昏迷评分、影像学评价综合确定进一步诊疗方案。因此，术后监测颅内压、评估患者意识，及时复查 CT 获取影像学支持，是当今循证医学推荐的术后监护建议。③ 术后使用气压治疗，有助于降低双下肢深静脉血栓风险。

3. 非手术治疗

适用于如下患者：① 几乎没有症状的病变，如有轻微偏瘫的患者（尤其是对格拉斯哥昏迷评分＞10 分的患者）。② 神经功能方面条件差，如强直性昏迷（格拉斯哥昏迷评分≤5 分），脑干功能丧失（眼球固定、强直等）。③ 严重的凝血病或其他重大的生理失调。④ 年龄大的患者（＞75 岁）一般不能耐受手术创伤。⑤ 基底节（壳核）或丘脑出血手术治疗并不比内科治疗有明显益处，而且两种治疗预后都不好。

（徐　强　刘宏亮）

第二节　颅内动脉瘤

颅内动脉瘤是脑动脉的局限性异常扩大，以囊性动脉瘤最为常见，其他还有梭形动脉瘤、夹层动脉瘤、假性动脉瘤等。囊性动脉瘤，也称浆果样动脉瘤，通常位于颅内大动脉的分叉处，尤以基底动脉环（Willis环）多见，即血管壁受血流动力学冲击力最大的部位。梭形动脉瘤则在椎基底动脉系统更常见。颅内动脉瘤是引起自发性蛛网膜下隙出血最常见的原因，约占85%。

未破裂颅内动脉瘤包括偶然发现的动脉瘤（不产生任何症状而偶然发现）及有症状而不是由于出血的动脉瘤（如由于第三脑神经受压瞳孔扩大）。未破裂颅内动脉瘤是值得治疗的，其原因是如果动脉瘤破裂出血导致蛛网膜下隙出血，其后果不管手术与否预后都较差。约65%患者死于首次蛛网膜下隙出血，即使患者动脉瘤破裂后无神经系统缺陷症状，仅46%可完全康复，而仅44%可回到正常工作中。据估计，偶然性动脉瘤的发病率占正常人群的5%~10%。

一、未破裂颅内动脉瘤

未破裂动脉瘤出血的危险性与已破裂的不同，真正的风险尚不清楚。多数就诊的未破裂动脉瘤属于相对稳定型。

1. 临床表现

巨大动脉瘤可压迫脑干产生偏瘫和脑神经麻痹症状。

脑神经麻痹（从症状到蛛网膜下隙出血平均潜伏期为110天）：① 动眼神经麻痹，发生于约9%后交通动脉瘤，少部分见于基底动脉顶端动脉瘤。症状包括眼外肌麻痹（眼球下外斜→复视）、上睑下垂、瞳孔扩大无反射（非瞳孔分离性动眼神经麻痹为动眼神经受压的典型表现），非破裂动脉瘤患者出现动眼神经麻痹症状为急症，可能由于动脉瘤扩张压迫造成并提示潜在破裂风险。② 视觉丧失，眼动脉瘤压迫视神经产生特征性鼻侧象限盲；视交叉综合征，由眼动脉、前交通或基底动脉顶端动脉瘤所致。③ 面部疼痛综合征，位于眼神经和上颌神经分布区，类似三叉神经痛，可能发生于海绵窦内或床突上动脉瘤。④ 鞍内或鞍上动脉瘤产生内分泌紊乱，由于垂体腺和垂体柄受压引起小的出血，警告或警戒出血。从症状到蛛网膜下隙出血的潜伏期最短，为10天。⑤ 小梗死或短暂的缺血，由于远端栓塞（包括一过性黑矇、同向偏盲）；从症状到蛛网膜下隙出血的平均潜伏期为21天。⑥ 癫痫发作，术中可能会发现相邻区域的脑软化。癫痫可能是局部胶质增生的结果，并非一定代表动脉瘤的扩大。⑦ 没有出血的头痛，多数病例治疗后缓解。⑧ 急性头痛，可能较重如"霹雳样"，有人描述为"此生中最严重的头疼"。可归结于动脉瘤增大、血栓形成或瘤内出血，所有的破裂都没有超过2周。约半数病例为单侧（常位于眼眶后或眼眶周），可能由于动脉瘤上覆盖的硬脑膜刺激；另一半为弥散性或双侧，可能由于占位效应→颅内压升高。⑨ 偶然发现（即无症状性，如由于其他原因而做血管造影、CT或MRI检查发现）。

2. 治疗

治疗需要考虑以下因素：自然史、生命期望值、蛛网膜下隙出血的病残率和死亡率，以及动脉瘤手术。

究竟对哪些患者采取治疗措施，应该考虑定期CT血管成像（CTA）、磁共振血管成像（MRA）或选择性血管造影以寻找动脉瘤大小或结构的变化。有症状、巨大动脉瘤会增加治疗风险。表3-1总结了适合治疗的因素。

表 3-1　未破裂颅内动脉瘤适合治疗的特征

因　素	适合治疗的特征
患者年龄	年轻(随年龄增长蛛网膜下隙出血风险增加)
曾有蛛网膜下隙出血病史	曾有因另外动脉瘤引起蛛网膜下隙出血病史的未破裂颅内动脉瘤患者
动脉瘤部位	基底动脉末端
动脉瘤大小	达到10 mm大小的未破裂颅内动脉瘤,特别是≥10 mm的未破裂颅内动脉瘤
动脉瘤结构	伴随子动脉瘤或其他特殊血流动力学特征的未破裂颅内动脉瘤
家族史	家族成员具有动脉瘤性蛛网膜下隙出血者
有症状的动脉瘤	新出现症状,与占位效应有关,提示肿瘤可能增大,推荐紧急处理
随访变化	增大或结构变化

　　未破裂动脉瘤随访建议。导管动脉造影风险太高不作为随访方法。CTA较MRA准确性更高,但需注入碘造影剂及有放射性。时间飞跃法磁共振血管成像(TOF-MRA)无风险也无放射性。

　　不幸的是,多数动脉瘤随访中并未发现增大但出现破裂。动脉瘤增长无固定速率,可能经过几年MRA才能显示出1 mm变化。大动脉瘤(原始直径≥8 mm)增长更多。动脉瘤有增大表现的需要治疗(目前并不知道增长与破裂风险的关系,但很少有医生愿意等待见到这种情况再做处理)。

二、颅内动脉瘤破裂

　　颅内动脉瘤破裂的危险主要依赖于动脉瘤直径。估计直径<10 mm 的动脉瘤每年破裂的发生率为 0.05%(范围：0～4%)，估计直径≥10 mm 的动脉瘤为 1%(范围：0.46%～1.54%)。巨大未破裂颅内动脉瘤(≥2.5 cm)第一年破裂的发生率为 6%。另外，动脉瘤不是静止不变的，在连续的血管造影中发现其可增大。

1. *临床表现*

动脉瘤破裂出血是颅内动脉瘤最常见的临床表现。动脉瘤破裂可引起蛛网膜下隙出血、脑内出血、脑室出血或硬脑膜下腔出血等。其中，蛛网膜下隙出血最为常见。

(1)蛛网膜下隙出血：突发剧烈头痛是蛛网膜下隙出血最常见的症状，见于 97% 的患者。通常伴呕吐、意识障碍，甚至呼吸骤停、晕厥、颈部及腰部疼痛(脑膜刺激征)及畏光。如果有意识丧失，患者可能很快恢复神志。可伴发局灶性脑神经功能障碍，如动眼神经麻痹而导致复视和(或)上睑下垂，出血随脑脊液沿蛛网膜下隙向下流动，可刺激腰神经根引起腰背部疼痛。然而警示性头痛可能发生于无蛛网膜下隙出血或由于动脉瘤增大或局限于动脉瘤壁的出血。警示性头痛通常突然发生，程度严重，在 1 日之内消失。

蛛网膜下隙出血体征如下。

1) 脑膜刺激征：颈强直(特别是屈曲时)常发生于出血后 6～24 小时，患者凯尔尼格征阳性或布鲁津斯基征阳性。

2) 局灶性神经功能丧失：如动眼神经麻痹、偏瘫等。

3) 迟钝或昏迷：在蛛网膜下隙出血后可因下述原因导致昏迷，包括颅内压升高、脑实质内出血损伤脑组织(同样导致颅内压升高)、急性脑积水、弥漫性缺血(可能继发于颅内压升高或血管痉挛)、抽搐等。

4) 眼底出血:伴随蛛网膜下隙出血发生的眼底出血可以有三种形式,可以单独或不同组合形式出现。① 透明膜下(视网膜前)出血:眼底观察可见视神经盘旁边有明亮的红色出血,使视网膜静脉模糊不清,死亡率高。② 视网膜(内)出血:可以发生于中央凹周围。③ 玻璃体内出血(Terson 综合征):通常为双侧,也可以发生于包括动静脉畸形破裂等别的原因所致的颅内压增高。眼底可见玻璃体混浊,初次检查常遗漏。通常在初次检查时即可表现,但蛛网膜下隙出血后迟发性者也可发生,可能伴随再出血。有玻璃体内出血的患者死亡率高于无玻璃体内出血的患者。大部分患者在 6~12 个月内可自发消除,对于视力无望恢复或想要更快地改善视力的患者,可以考虑玻璃体置换术。

5) 脑血管痉挛:脑血管痉挛分为早期和迟发性血管痉挛。早期血管痉挛发生于出血数小时之内,也称即刻脑血管痉挛,多因机械性反应性因素引起,表现为出血后意识障碍、出血量不大但呼吸突然停止、四肢瘫痪或截瘫。迟发性血管痉挛发生于蛛网膜下隙出血的 4~5 天以后,也称为迟发性缺血性神经功能缺失或症状性血管痉挛,是蛛网膜下隙出血后病情加重的原因之一。临床特征表现为精神错乱或意识障碍加深,伴局灶性神经功能缺损(语言或运动)。

(2) 可能伴有颅内动脉瘤的疾病:① 常染色体显性遗传多囊肾。② 纤维肌发育不良。③ 动静脉畸形和烟雾病。④ 埃勒斯-当洛综合征Ⅳ型(胶原蛋白Ⅲ型缺乏)、马方综合征。⑤ 家族成员有颅内动脉瘤的患者。⑥ 主动脉缩窄。⑦ 奥斯勒-韦伯-朗迪病。⑧ 动脉粥样硬化。⑨ 细菌性心内膜炎。

2. 辅助检查

辅助检查包括蛛网膜下隙出血和脑动脉瘤两个方面的评估诊断。

(1) CT检查：主要用于蛛网膜下隙出血的诊断，为首选检查，也可对脑动脉瘤的某些方面做初步评估。如果蛛网膜下隙出血后48小时内进行CT检查，超过95%的患者可确诊蛛网膜下隙出血。出血表现为蛛网膜下隙内高密度(白色)。通过颅脑CT检查，还可评定以下方面：① 脑室大小，21%动脉瘤破裂患者立即发生脑积水。② 血肿，有占位效应的脑内血肿或大量硬脑膜下血肿。③ 梗死。④ 脑池和脑沟中出血量：这是血管痉挛的重要预后因素。⑤ 合并多发动脉瘤时，CT可以初步估计出哪个动脉瘤是出血的责任动脉瘤。⑥ 大部分患者可以通过颅脑CT初步预测动脉瘤的位置。

(2) 3D-CTA：对诊断脑动脉瘤有较大参考价值，在急诊情况下可作为首选。

(3) 腰椎穿刺：这是蛛网膜下隙出血最敏感的检查方法，但目前已不常用。可发生假阳性，如穿刺损伤。

(4) 脑血管造影：这是诊断颅内动脉瘤的"金标准"，大部分患者可显示出动脉瘤的部位、大小、形态、有无多发动脉瘤，仅少数患者归于不明原因蛛网膜下隙出血。另外，脑血管造影还可以显示是否存在血管痉挛及其程度。

脑血管造影的一般原则：

1) 首先检查高度怀疑的血管，以防患者病情改变，而不得不停止操作。

2)即使动脉瘤已经显现,建议继续完成全脑血管(4根血管:双侧颈内动脉和双侧椎动脉)造影,以确诊有无多发动脉瘤并且评价侧支循环状况。

3)如确诊有动脉瘤或者怀疑有动脉瘤,应摄取更多的位像以帮助判断和描述动脉瘤颈的指向。如果未发现动脉瘤,在确定血管造影阴性之前,建议:① 使双侧小脑后下动脉起始部显影,1%~2%动脉瘤发生在小脑下后动脉起始部。如果有足够的血流反流到对侧椎动脉,通过一侧椎动脉注射双侧小脑下后动脉通常可以显影,偶尔除了观察对侧小脑下后动脉的反流外,还需要观察对侧椎动脉情况。② 颈内动脉交叉造影,了解脑内前后交通动脉及侧支循环情况,即在照汤氏位相时,可通过一侧颈内动脉注入造影剂,压迫对侧颈内动脉,使造影剂通过前交通动脉使对侧颈内动脉显影;在照侧位相时,通过一侧椎动脉注入造影剂,压迫任一侧颈内动脉,使颈内动脉系统显影。

(5)MRI检查:最初24~48小时内不敏感(正铁血红蛋白含量少),尤其是薄层出血。4~7天后敏感性提高(对于亚急性到远期蛛网膜下隙出血,10~20天以上,效果极佳)。对于确定多发动脉瘤中的出血来源有一定帮助,并可发现以前陈旧出血的迹象。MRA作为无创检查对诊断脑动脉瘤有一定参考价值,可作为辅助诊断方法之一。

3. 治疗

颅内动脉瘤的治疗关键是病因治疗,即针对颅内动脉瘤的手术或血管内栓塞的病因治疗,治病必求其本,其次为蛛网膜下隙出血及其并发症的对症治疗。颅内动脉瘤的治疗取决于患者的身体状况、动脉瘤的大小及其解剖位置、外科医生的手术处理能力及手术室的设备水平等。对于大多破裂的颅内动脉瘤而言,最佳的治疗是手术夹闭动脉瘤颈或行血管内栓塞动脉瘤腔,使之排除于循环外而不闭塞正常血管,从而阻止动脉瘤再出血和增大。对症治疗可以概括为"三降"(降血压、降颅压、降温)、"两抗"(抗脑血管痉挛、抗感染)、"一引流"(脑池或包括直接脑室外引流或腰池引流)。

颅内动脉瘤手术依据手术时间可分为早期手术(蛛网膜下隙出血后6～96小时内)和晚期手术(蛛网膜下隙出血后10～14天以上)。在蛛网膜下隙出血后的4～10天(血管痉挛期)手术效果较差,不如早期或晚期手术效果好。

早期手术的适应证:① 患者一般情况良好。② Hunt 和 Hess 分级≤3级。③ 蛛网膜下隙出血后形成大的血肿有占位效应。④ 动脉瘤早期再出血,尤其多次再出血者。⑤ 急性再出血的征兆:如后交通动脉瘤引起动眼神经麻痹,重复血管造影可见动脉瘤有增大趋势。⑥ 临床高度怀疑蛛网膜下隙出血为动脉瘤破裂而全脑血管造影阴性的患者,为防止其再次出血而危及患者生命时,在征得患者家属同意后也可进行开颅探查,寻找并处理动脉瘤。

晚期手术的适应证:① 患者一般情况差。② Hunt 和 Hess 分级≥4。③ CT 检查可见明显脑水肿。④ 伴有迟发性血管痉挛。⑤ 基底动脉分叉或中段动脉瘤,巨大动脉瘤等由于瘤体较大或位置困难使动脉瘤显露和夹闭困难者。

对无明显手术禁忌证的患者(并征得患者同意的情况下)均可开颅手术。

(徐 强)

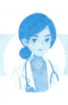

第三节 脑动静脉畸形

脑动静脉畸形是脑血管畸形中的一个主要类型,其形成是由于胚胎期脑原始动脉及静脉并行,紧密相连,中间隔以两层血管内皮细胞。如果两者之间发生瘘管,血液就直接从动脉流入静脉,形成血流短路,从而引起脑血流动力学改变。显微镜下,畸形组织呈一大堆较成熟的、不等大小的血管结构,间夹硬化的脑组织。

一、临床表现

头痛:大多数患者的主要症状为长期头痛,常为偏头痛样,但部位不固定且与病变的定位无关。当畸形出血时,头痛加剧,伴有呕吐。

癫痫:约 1/3 以上的患者以癫痫发作起病,多呈局限性抽搐。该症状有一定定位意义。确诊年龄越小,越容易出现癫痫症状。癫痫发生风险统计:10~19 岁占 44%;20~29 岁占 31%;30~60 岁占 6%。偶然发现或表现为神经功能缺损的患者多无癫痫发作。

出血:2/3 以上的患者可突发脑内血肿、蛛网膜下隙出血、脑室内出血和硬脑膜下出血等。常因体力活动、情绪激动等因素诱发,亦可无任何原因。表现为突发剧烈头痛、呕吐、意识障碍和脑膜刺激征。出血的高峰期为 15~20 岁,每次出血的死亡率为 10%,病残率为 30%~50%。小的动静脉畸形常比大的更易发生出血。

局限性神经功能障碍及智力减退:由于脑盗血现象,病变远端和邻近脑组织缺血,导致对侧肢体出现进行性肌力减弱,并发生萎缩。在儿童期发病,当病变大而累及脑组织广泛者可导致智力减退。

颅内杂音:当畸形体积大、部位表浅,特别是伴有脑膜脑动静脉畸形时可听到。

占位效应:如小脑脑桥角的脑动静脉畸形引起三叉神经痛。

儿童脑动静脉畸形,如大型中线部位的动静脉畸形并引流入增大的大脑大静脉(Galen 静脉,即"Galen 静脉动脉瘤样畸形")。还可伴有脑积水合并大头畸形、心力衰竭伴随心脏肥大、前额静脉突起。

二、辅助检查

(1) 脑血管造影:这是确诊本病的主要手段。可表现为:① 畸形血管团。② 扩张的供应动脉。③ 扩张的引流静脉。④ 可能伴有动静脉瘘。⑤ 可能伴有动脉瘤与静脉瘤。并非所有的脑动静脉畸形均可在血管造影上显影(如隐匿性血管畸形)。

(2) 头部 CT、3D-CTA、MRI 及 MRA:这些检查对了解有无出血、病变定位及病变与周围脑组织的关系非常有帮助。在 MRI 上可表现为:① 在 T_1WI 和 T_2WI 上的流空现象。② 供应动脉。③ 引流静脉。④ 在部分翻转角上有强度增加(与钙化的信号缺失相鉴别)。如果 MRI 上病变周围有明显的水肿,可能是肿瘤出血;病变周围有一完整的低信号圈的存在(含铁血黄素的缘故),则提示是脑动静脉畸形而不是肿瘤。

(3) 脑电图：可表现为局限性慢波、棘慢复合波等。

三、治疗

(1) 手术切除：根治性治疗方法，大多数的脑动静脉畸形需手术治疗。对于中、小型脑动静脉畸形，显微手术治疗的风险较小，因此显微手术是首选的治疗方法。对于大型和巨大型脑动静脉畸形，多主张采用血管内栓塞再手术的联合治疗方案。

(2) 血管内治疗：对于大型与巨大型脑动静脉畸形常先采用血管内栓塞，使其血流变慢，体积变小后再手术，或立体定向放射治疗。在病变未完全消除或闭塞前，患者随时有再出血的危险。

(3) 立体定向放射治疗（γ 刀、X 刀）：适用于小的病灶（≤2.5～3 cm）及深部脑动静脉畸形，或手术与栓塞后对残余的脑动静脉畸形进行治疗。一般放射治疗需要 1～2 年后起效。在病变未完全消除或闭塞前，患者随时有再出血的危险。

(4) 联合治疗：即上述三种方法中任意两种方法或三种方法联合应用，适用于大或巨大深部的脑动静脉畸形。

（徐　强）

第四节　烟　雾　病

烟雾病病因不明，以儿童发病多见，其病理解剖基础表现为颈内动脉末端或其分支大脑前、中动脉起始段进行性狭窄或闭塞，伴大脑基底异常纤细的新生血管网形成，以及广泛的颅内动脉之间和颅内外动脉之间形成的血管吻合为特征的脑血管病。

脑血管造影呈烟雾病改变,但是不完全符合烟雾病诊断标准,特别是伴发已知疾病,如唐氏综合征、Ⅰ型神经纤维瘤病和动脉硬化等,称为"类烟雾病"。

一、临床表现

(1) 青少年型缺血症状常见,包括短暂性脑缺血发作、可逆性缺血性神经功能缺损,严重可出现脑梗死。可因用力或过度换气(如吹奏乐器、哭喊)而诱发。一般在10岁左右病理变化明显,之后逐渐稳定。典型的临床表现有交替性肢体偏瘫,也可表现为癫痫发作、感觉障碍、智力迟钝和头痛。

(2) 成年型出血更常见,可表现为脑卒中样发作、癫痫发作和不自主动作等。多由于脆弱的颅底烟雾状血管或伴发的微小动脉瘤破裂产生。出血部位为基底节、丘脑或脑室的出血或有蛛网膜下隙出血。

二、辅助检查

(1) 神经影像学检查:① 全脑血管造影,这是确诊本病的主要检查方法(表3-2)。② 单光子发射计算机断层成像(SPECT)或正电子发射计算机体层扫描术(PET),脑血流动力学检查了解全脑缺血程度。③ 头部CT和MRI检查,约40%有缺血症状的患者CT表现正常。低密度区常局限于皮质及皮质下(与动脉硬化性疾病或急性婴儿偏瘫不同,后者低密度区多在底节区),倾向于多发及和双侧,特别是大脑后动脉供血区的病变(因其侧支循环差),多见于儿童。

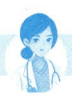

表 3-2　烟雾病血管造影的 6 个时期

1	颈内动脉床突上段狭窄,通常为双侧
2	脑底形成异常烟雾状血管
3	颈内动脉狭窄进展,烟雾状血管明显(大多数病例在此时期得以诊断)
4	整个基底动脉环闭塞,颅外侧支循环出现,烟雾状血管开始减少
5	颅外侧支循环增多,烟雾状血管减少
6	颈内动脉闭塞,烟雾状血管完全消失

（2）脑电图：在成人多无特异性。在少儿病例中,休息时可见高电压慢波,主要在枕叶和额叶。过度换气可产生一种单相慢波,并在过度换气 20～60 秒后恢复正常。在一半以上的病例中,在此之后会出现一个与前一个慢波相延续的二相慢波(称为"重组"),它比前一个慢波更不规则并更慢,通常在 10 分钟内恢复正常。

（3）实验室检查：血免疫球蛋白；脑脊液碱性成纤维细胞生长因子。

（4）颈内动脉超声：可了解颈内动脉的狭窄程度及血流速度。

三、治疗

对于成人烟雾病,目前尚无能够有效减少出血发生率的药物或外科治疗手段。对于有缺血症状的患者可考虑应用可的松、阿司匹林、血管扩张剂和抗凝剂等。

1. 非手术治疗

如果是脑室内出血,患者如意识不清,应及时行脑室穿刺外引流。另外,应进行止血、脱水等对症治疗。脑梗死的治疗主要是扩张血管和其他对症治疗。

2. **手术治疗**

(1)手术适应证：缺血型烟雾病、脑缺血症状明显、脑血流动力学评价存在低灌注。

(2)手术方法：① 脑-颞浅动脉贴敷术、脑-颞肌贴敷术、脑-硬脑膜动脉贴敷术(EDAS)等。② 颞浅动脉与大脑中动脉吻合术。③ 对于发射型计算机断层成像(ECT)检查有双额缺血的患者，可行双额钻孔、蛛网膜剥脱术。

(3)术后处理：① 血管吻合术后扩容治疗。有缺血患者给予阿司匹林治疗。术后1周行CTA或灌注CT检查。② 术后脑血流改变以短暂性脑缺血发作和可逆性缺血性神经功能缺损为起病症状的患者,术后初期脑血流增加明显,但在脑梗死或脑出血患者改变不明显。随着颅内外血管吻合的建立和成熟,脑血流逐渐增加。

(4)颞浅动脉-大脑中动脉吻合+脑-硬脑膜动脉贴敷术术中、术后并发症及预防：① 脑梗死,常发生在患儿哭叫后。因此,术前、术中(麻醉时)和术后检查及换药等操作时动作要轻巧,避免患儿哭叫,当患儿哭叫不停时可用5%CO_2的氧气面罩。② 伤口感染。③ 手术中无菌原则,术中切口设计遵循保持皮瓣血供原则,避免皮缘过度止血等可有效降低发生率。硬脑膜下和硬脑膜外血肿,由于烟雾病的侧支血管较丰富,如损伤这些交通血管常造成硬脑膜外或硬脑膜下血肿,因此在手术中应尽量避免。④ 供体动脉的损伤或受压,在分离供血动脉时应避免损伤,以免影响手术效果。应避免供血动脉与脑表面接触成锐角,骨瓣复位时防止动脉受压。

（5）随访：出院后需门诊长期随诊复查。6个月及12个月后复查脑血管造影或ECT，出院后继续应用扩张血管及神经营养药物。烟雾病的随访除临床症状和体征外，还需做脑血流、智商等检查。

缺血型烟雾病患者的手术疗效：血管重建手术可以有效改善患者的血流动力学受损、减少患者缺血性脑卒中的发生率。对于儿童患者，直接血管重建手术能明显改善患儿脑缺血状态，脑血管造影显示在缺血区建立良好的侧支循环，还可使颅底烟雾状血管减少或消失。但对于年龄较小的患者，由于血管条件限制而只能施以间接血管重建手术，也可取得良好的临床疗效。30岁以下成年缺血型患者，直接或间接血管重建手术都有一定的疗效，但间接手术效果不如儿童患者。30岁以上尤其40岁以上患者间接手术效果不明显，应当尽量选择直接或组合血管重建手术。围术期的患者管理对临床疗效有很大的影响，主要是患者的血压及呼吸管理。高/低碳酸血症、高/低血压可引起严重的并发症。

出血型烟雾病患者的手术疗效：在大多数患者的随访过程中发现，烟雾状血管在血管重建手术后明显减少，甚至消失。脆弱的烟雾状血管破裂出血是烟雾病患者出血的重要来源之一。因此，血管重建手术后烟雾状血管内血流动力学压力减轻，其破裂出血的风险下降，这可能是血管重建手术能降低患者出血率的机制。但也有一些研究表明，血管重建手术并不能明显降低烟雾病患者出血率。

综合分析发现，患者病程进展取决于患者血管闭塞进展情况、侧支循环代偿情况、发病年龄、疾病症状及严重程度等。因此,烟雾病患者均应进行密切的随访,尤其是选择保守治疗的患者,以便能及时采取适当的手术治疗,预防脑卒中的发生。

(徐　强)

第五节　颈内动脉海绵窦瘘

颈内动脉海绵窦瘘是常见的动静脉瘘之一,可分为外伤性和自发性两种:外伤性(包括医源性)占颅脑外伤患者的0.2%,也可见于经皮三叉神经根切断术;自发性颈内动脉与海绵窦间直接沟通的高流量分流,常由于海绵窦内颈内动脉瘤的破裂。外科手术治疗效果不满意,血管内栓塞技术是目前的首选治疗方法。

一、临床表现

颈内动脉海绵窦瘘的典型表现为单或双侧搏动性突眼、颅内杂音和球睑结膜充血水肿外翻、眼球运动障碍三联征,有时伴眼眶、眶后疼痛、视力下降、复视等,蛛网膜下隙出血少见。

二、辅助检查

(1)颅脑CT检查:对外伤性颈内动脉海绵窦瘘帮助较大,可发现突眼和相关外伤表现,如颅骨/颅底骨折、颅面部损伤、颅眶损伤、血肿、脑挫伤等;注射对比剂后可见眼静脉增粗、海绵窦增强等。

(2)脑MRI检查:增强后可见引流静脉走行。

(3)脑血管造影:这是最为主要的检查方法,可借以显示瘘和脑循环的信息,为诊断和治疗提供参考:① 瘘口,大小、部位、单双侧等。② 脑循环状况,颈内动脉破裂、侧支循环吻合、是否伴有假性动脉瘤、脑盗血等。③ 瘘的引流静脉及其走行。

三、治疗

颈内动脉海绵窦瘘的一般治疗原则是力争达到"闭塞瘘口、保留颈内动脉通畅、改变脑部循环、消除眼部症状"的目的。目前国内外均选用血管内栓塞技术治疗,栓塞材料均首选可脱性球囊。治疗方法可选择经动脉可脱性球囊栓塞术,该术式是用球囊闭塞海绵窦腔及瘘口,80%的患者可达到既闭塞瘘,又保留颈内动脉通畅,而接近治愈。仅 20%的患者需要同时闭塞颈内动脉治疗瘘。

术后,患者需要卧床 48~72 小时,2 周内限制活动;使用抗生素及皮质激素 3 天。颈内动脉闭塞者,酌情抗凝、扩容防脑缺血。注意控制血压,防止正常灌注压突破。严密观察神经功能、临床症状和体征。

(徐　强)

第六节　海绵状血管瘤

海绵状血管瘤也称海绵状血管畸形,是一种边界清楚的良性血管性错构瘤。它由形状不规则、厚薄不一的窦状血管性腔道组成。占中枢神经系统血管畸形的 5%~13%,尸解中占 0.02%~0.13%。多位于脑内,但不包含神经实质、大的供血动脉或大的引流静脉。大多数位于幕上，10%～23%位于颅后窝，多见于脑桥。通常直径为1～5 cm。半数多发，可有出血、钙化或栓塞。偶见于脊髓。可分为两型：散发型和遗传型。后者的遗传方式是孟德尔常染色体显性方式，并有多种表现型。

一、临床表现

① 癫痫发作约占60%。② 进行神经功能缺损约占50%。③ 出血约占20%，通常为脑实质内出血。此类病灶倾向于反复发作的少量出血，极少出现灾难性大出血。④ 脑积水。⑤ 无症状偶然发现。

二、辅助检查

脑内海绵状血管瘤的诊断主要依靠脑CT和MRI。血管造影检查通常为阴性。

（1）颅脑CT检查：可清楚显示病变的出血和钙化。可能遗漏很多小的病灶。

（2）头部MRI检查：对于本病的诊断具有特异性，在T_1WI和T_2WI上病变呈类圆形混杂信号，MRI的T_2WI较为敏感，可见病变周边被一低信号环完全或不完全地包绕（含铁血黄素沉积环）。若发现同样特点的多发病灶或患者存在家族史，则强烈支持该诊断。磁共振磁敏感加权成像对此病变最为敏感，可发现常规序列发现不了的微小病灶。

三、治疗

脑海绵状血管瘤的治疗方法主要分为非手术治疗和手术治疗。

（1）非手术治疗：一般来讲，对于无症状、较小及位置表浅的海绵状血管瘤，可采取 CT 和 MRI 随访下保守治疗，包括药物控制癫痫发作等。

（2）手术治疗：手术切除病变是根本的治疗方法，它的治疗指征仍没有统一。无框架立体定向导航下的微创手术治疗是目前手术治疗脑海绵状血管瘤的最佳选择。对于非功能区的表浅病变，如果病灶反复出血而逐渐增大或癫痫反复发作而药物控制不满意，可采取手术治疗。位于功能区和脑深部（如脑干）的病变，若术前已有神经功能障碍，可考虑手术治疗。未出血或偶然发现的病变，应根据病变的部位和大小权衡手术治疗是否会带来新的并发症或功能缺陷，然后再决定是否手术。

放射治疗（包括立体定向放射外科）对本病的效果仍存在争议，目前多数意见认为本病对放射治疗不敏感。

（徐　强）

第七节　脑血管病围术期护理

一、术前护理

（1）一般护理：对神志清醒者应消除其恐惧心理；对有意识障碍者，应做好家属的宣教及指导。烟雾病患者有焦虑、抑郁等精神障碍，应根据不同患者心理需求，针对性地进行心理疏导。

（2）饮食给予高蛋白、高热量、易消化、低渣饮食，忌食辛辣、刺激性食物，戒烟酒。

(3) 密切观察生命体征、瞳孔、意识,观察有无头痛加剧、恶心、呕吐;有无眼睑下垂、复视、眼球偏斜、偏瘫、失语和精神症状。若患者骤发劈裂般头痛,并向颈、肩、腰背和下肢延伸,可能发生动脉瘤破裂。对于烟雾病,血压监测尤为重要,遵嘱控制血压。血压过低引起脑血流灌注不足会加重脑缺血、脑水肿,血压过高则易引起再出血。

(4) 伴发癫痫的患者应由专人护理,警惕患者有无意识、精神状态或行为的改变。癫痫发作时立即给予侧卧位,移除区域内可能导致患者受伤害的物品。给予吸氧,及时吸出呼吸道分泌物,保持呼吸道通畅。开放静脉通路,根据医嘱给予抗癫痫药。记录癫痫发作的细节、过程及用药情况,谨慎恢复原抗癫痫药的使用。除非患者有自伤或伤人倾向,一般无须约束患者。

(5) 颅内动脉瘤:预防再出血,动脉瘤破裂出血发生在蛛网膜下隙出血后 24 小时内,尤其是首个 6 小时,是再出血的高危期。卧床休息、软化大便及镇痛是降低颅内压、预防再出血的基础措施。

(6) 脑动静脉畸形:患者如在出血期或已发生过出血,应卧床休息、翻身时保护头部,动作宜慢,以免加重出血。同时,抬高床头 15°~30°以减轻脑水肿。

(7) 保持患者情绪稳定,避免各类不良刺激诱发血压升高。对于短暂性脑缺血发作者,应注意保持环境安全,预防跌倒、坠床等意外发生,一般发作持续数分钟,30 分钟内可完全恢复。

(8) 术前准备根据医嘱,做好各项检查、备皮、备血(高血压脑出血)、介入(脑动静脉畸形)等术前宣教及准备。脑动静脉畸形:介入术前使用钙离子拮抗剂以防术中血管痉挛,微量泵 24

小时维持,避光使用;同时需有常规补液共同输注,以减轻对血管的刺激。使用时需观察患者血压、面色,倾听主诉。颅内动脉瘤:支架辅助栓塞的患者一般术前3天开始按医嘱给予口服抗血小板药。

二、术后护理

(1) 一般护理:术后给予心电监护、吸氧,严密观察患者意识、瞳孔、肢体活动。翻身时动作轻稳,防止头部扭转或震动。取健侧头位,清醒后取头高15°~30°斜坡卧位,有利于颅内静脉回流,降低颅内压。保持呼吸道通畅,防止呕吐物阻塞气道引起窒息,患者术后出现呕吐,给予头偏向一侧。

(2) 病情观察:① 颅内动脉瘤患者介入栓塞术后,重点了解患者术中任何非计划事件,如血栓、穿孔等;动脉瘤有无残留;是否使用支架;是否使用血管闭合器及其类型;既往史及用药史等。24小时内严密监测生命体征、格拉斯哥昏迷量表评分、瞳孔、腹股沟穿刺点、足背动脉搏动及肢体温度。② 烟雾病患者开颅术后患者清醒,给予抬高头部15°~30°,偏向健侧,禁止头部过于扭向患侧;禁用弹力帽,以免压迫重建血管,阻碍侧支循环形成。观察短暂性脑缺血发作的发作时间、持续时间,如反复发作,持续时间长且不可恢复者,应考虑脑梗死可能。③ 突发意识状态改变的患者,需考虑有无再出血、癫痫、脑积水、脑缺血或脑血管痉挛的可能。

(3) 控制血压:血压升高可使动脉瘤再次破裂出血,血压过低会诱发脑缺血,因此应将血压控制在适当范围内,维持平均动脉压≤130 mmHg。支架辅助弹簧圈介入术后的血压允许自由波动。静脉滴注β受体阻滞剂控制血压的患者,需从慢速开始,警惕心动过速。

（4）给氧、镇痛、止吐：按医嘱给予给氧、镇痛、止吐等对症治疗。

（5）保持手术切口处敷料清洁干燥：观察有无渗血、渗液。

（6）海绵状血管瘤术后引流管：① 保持引流装置清洁、通畅,管道勿受压、扭曲、脱落。倾倒时严格无菌操作,防止引流液倒流。② 保持头部伤口敷料清洁干燥,发现伤口敷料潮湿时,及时检查并通知医生更换敷料,避免细菌滋生引起颅内感染。③ 每日在无菌条件下更换引流装置,记录引流液颜色、性质及引流量。

（7）保持水、电解质平衡：按医嘱补液,准确记录24小时出入液量。行介入治疗的患者,按医嘱给予水化治疗,以预防造影剂肾病。维持中心静脉压 $5\sim12\ cmH_2O$,防止低钠血症,以免加重脑水肿。

（8）对于能进行正常活动的患者,要鼓励其早期下床活动。对于卧床或者存在意识障碍的患者要重点预防深静脉血栓的形成。

（9）并发症的护理：动脉瘤破裂出血行栓塞术的患者,需警惕以下并发症,脑积水、下丘脑功能障碍、癫痫、心律失常、造影剂反应、感染、动脉夹层、假性动脉瘤、动脉闭塞、腹股沟血肿、血栓栓塞,与线圈、支架、球囊相关的破裂出血。

（10）颅内动脉瘤的患者肝素化护理除急性期血管病外,一般择期介入治疗：手术中均须行肝素化,以防止血栓形成。术后需肝素化者,以术前白陶土部分凝血活酶时间值2~3倍为标准进行。若定时测白陶土部分凝血活酶时间值高于此标准,及时降低肝素化量;若低于标准,则及时加大肝素化量。注意观察患者出血情况,如皮肤黏膜、口腔黏膜、消化道出血,出现者对症处理,严重者立即停止肝素化。

(11) 脑动静脉畸形患者正常灌注压突破综合征:这是一种极为严重和危险的并发症,为术后数小时或数天内发生的动静脉畸形、周围的颅内血肿和脑水肿,为手术患者发生率的3%～4%,可造成颅内再出血。治疗关键是人为地应用降压药物将患者血压降到低于其基础血压水平。一旦患者出现头痛、头晕、恶心、眼痛、颈部僵痛、烦躁不安等,应警惕颅内再出血的可能,立即通知医生处理。

(12) 烟雾病的护理:① 继发性出血,多发生在术后24～48小时。按医嘱使用药物控制血压。限制探视人数,减少不必要的搬动,保持环境安静,保证足够睡眠。若出现渐进性意识障碍、肢体活动障碍、瞳孔不等大、血压持续升高,应及时通知医生行头颅CT检查进行确诊。② 脑缺血,注意观察患者有无神经功能缺失表现,如意识障碍、一侧肢体无力或偏瘫、感觉障碍、失语或偏盲等。匀速输液,维持中心静脉压在$0.8\sim1.18\ kPa(8\sim12\ cmH_2O)$,有助于增加脑灌注压,降低血液黏度,改善脑供氧。③ 脑动脉痉挛,观察原有神经功能障碍是否加重或出现新的神经功能障碍,注意神志、视力、言语、感觉及肢体活动等情况。遵医嘱使用预防血管痉挛药物及清除氧自由基、保护脑组织类药物。④ 过度灌注综合征,直接搭桥术有可能导致脑血流动力学改变,引起高灌注综合征,其是颅内动脉搭桥术后特有的危险并发症,常发生在术后数小时至数天。可表现为同侧额颞和眶周的波动性头痛或弥漫性头痛、高血压、高颅压、脑水肿及癫痫等。降低血压是预防和治疗过度灌注综合征的直接方法。血压应严格控制在正常血压范围(120/80～140/90 mmHg)，甚至更低范围(90/60～120/80 mmHg)。合理安排补液速度及量，监测血压及平均动脉压、中心静脉压。观察患者意识、瞳孔，倾听患者主诉，遵医嘱使用脱水剂、扩容药物，保证血压的平稳是护理的重点。⑤ 癫痫发作是影响烟雾病患者预后的重要因素。严格遵医嘱给予抗癫痫药物，注意观察癫痫先兆。

(13)术后癫痫的护理：术前有癫痫发作史的患者，术后按时给予镇静剂，嘱患者保持情绪稳定，保证充足的睡眠，减少探视，保持病室安静，以减少诱发因素。癫痫发作时，将患者头偏向一侧，保持呼吸道通畅，及时给予吸氧，改善脑缺氧症状，正确使用抗癫病药物，观察发作类型、持续时间、意识状态等。

(束庆钰　李　虎)

参考文献

陈洋,何跃,于加省.烟雾病颞浅动脉-大脑中动脉搭桥术后过度灌注综合征的研究进展[J].中华神经外科杂志,2015,31(6)：638-640.

程文兰,邝又新,史锡文.颞肌贴覆-颅内外动脉搭桥术治疗烟雾病的围手术期护理[J].护士进修杂志,2013,28(020)：1875-1877.

付玛,刘妹娜,治疗重高血压脑出血颅内微创血肿清除术后的并发症[J].实用医技杂志,2007,4(14)：1955.

刘承基.脑血管外科学[M].南京：江苏科技出版社,2000.

龙飞,程远,马颖,等.高血压脑出血患者 GCS 评分与早期再出血率的相关性[J].当代医学,2011,6(17)：26-28.

王忠诚.神经外科学[M].武汉：湖北科学技术出版社,2006.

周良辅.现代神经外科学[M].2版.上海：复旦大学出版社,2015.

Algra A M, Lindgren A, Vergouwen M D I, et al. Procedural clinical complications, case-fatality risks, and risk factors in endovascular and neurosurgical treatment of unruptured intracranial aneurysms: a systematic review and meta-analysis[J]. JAMA Neurol, 2019, 76(3): 282-293.

Chan D Y C, Chan D T M, Zhu C X L, et al. Awake craniotomy for excision of arteriovenous malformations? A qualitative comparison study with stereotactic radiosurgery[J]. J Clin Neurosci, 2018, 51: 52-56.

Chui J, Niazi B, Venkatraghavan L, et al. Postoperative hemodynamic management in patients undergoing resection of cerebral arteriovenous malformations: a retrospective study[J]. J Clin Neurosci, 2020, 72: 151-157.

Derdeyn C P, Zipfel G J, Albuquerque F C, et al. Management of brain arteriovenous malformations: a scientific statement for healthcare professionals from the American Heart Association/American Stroke Association[J]. Stroke, 2017, 8(8): 200-224.

El-Shehaby A M N, Reda W A, Karim K M A, et al. Volume-staged gamma knife radiosurgery for large brain arteriovenous malformation[J]. World Neurosurg, 2019, 132: 604-612.

Flemming K D, Brown R D Jr. Epidemiology and natural history of intracranial vascular malformations[M]//Winn H R. Youmans and Winn Neurological Surgery. 7th ed. Philadelphia: Elsevier, 2017: 3446-3463.

Gavin C G, Kitchen N D. Pathobiology of true arteriovenous malformations [M]//Winn H R. Youmans and Winn Neurological Surgery. 7th ed. Philadelphia: Elsevier, 2017: 3434-3445.

Germanò A, Raffa G, Conti A, et al. Modern treatment of brain arteriovenous malformations using preoperative planning based on navigated transcranial magnetic stimulation: a revisitation of the concept of eloquence[J]. World Neurosurg, 2019, 131: 371-384.

Ghali M G Z, Kan P, Britz G W, et al. Curative embolization of arteriovenous malformations[J]. World Neurosurg, 2019, 129: 467-486.

Gupta R, Moore J M, Amorin A, et al. Long-term follow-up data on difficult-to-treat intracranial arteriovenous malformations treated with the CyberKnife[J]. J Clin Neurosci, 2019, 61: 120-123.

Hartman J B, Watase H, Sun J, et al. Intracranial aneurysms at higher clinical risk for rupture demonstrate increased wall enhancement and thinning on multicontrast 3D vessel wall MRI[J]. Br J Radiol, 2019, 92 (1096): 20180950.

Helthuis J H G, Bhat S, Van Doormaal T P C, et al. Proximal and distal occlusion of complex cerebral aneurysms — implications of flow modeling by fluid-structure interaction analysis[J]. Oper Neurosurg, 2018, 15(2): 217-230.

Jiao Y, Wu J, Chen X, et al. Spetzler-Martin grade IV and V arteriovenous malformations: treatment outcomes and risk factors for negative outcomes after surgical resection [J]. J Clin Neurosci, 2019, 61: 166-173.

Lv X, Wang G. Review of de novo cerebral arteriovenous malformation: hemorrhage risk, treatment approaches and outcomes[J]. Neuroradiology, 2018, 31(3): 224-229.

Maddaluno L, Rudini N, Cuttano R, et al. EndMT contributes to the onset and progression of cerebral cavernous malformations[J]. Nature, 2013, 498(7455): 492-496.

Mohr J P, Parides M K, Stapf C, et al. International ARUBA investigators. Medical management with or without interventional therapy for unruptured brain arteriovenous malformations (ARUBA): a multicenter, non-blinded, randomized trial[J]. Lancet, 2014, 383(9917): 614-621.

Niranjan A, Lunsford L D. Stereotactic radiosurgery guidelines for the management of patients with intracranial cavernous malformations[J]. Prog Neurol Surg, 2013, 27: 166-175.

Nussbaum E S. Cerebral revascularization for the management of complex intracranial aneurysms: a single center experience[J]. Neurosurgery, 2018, 134(1): 1-11.

Oishi H, Teranishi K, Yatomi K, et al. Flow diverter therapy using a PED for 100 unruptured large and giant ICAA in a single center in Japanese population[J]. Neurol Med Chir, 2018, 58(11): 461-467.

Osbun J W, Reynolds M R, Barrow D L, et al. Arteriovenous malformations: epidemiology, clinical presentation, and diagnostic evaluation[J]. Handb Clin Neurol, 2017, 143: 25-29.

Quan K, Tang X, Song J, et al. Salvage therapy for brain arteriovenous malformations after failure of gamma knife stereotactic radiosurgery[J]. World Neurosurg, 2018, 110: E942 - E951.

Shakur S F, Carlson A P, Harris D, et al. Rupture after bypass and distal occlusion of giant anterior circulation aneurysms[J]. World Neurosurg, 2017, 105: 1040.

Spetzler R F, Ponce F A. A 3-tier classification of cerebral arteriovenous malformations[J]. J Neurosurg, 2011, 114(3): 842 - 849.

Tasiou A, Tzerefos C, Alleyne C H, et al. Arteriovenous malformations: congenital or acquired lesions[J]. World Neurosurg, 2020, 134: 799 - 807.

第四章

颅内肿瘤

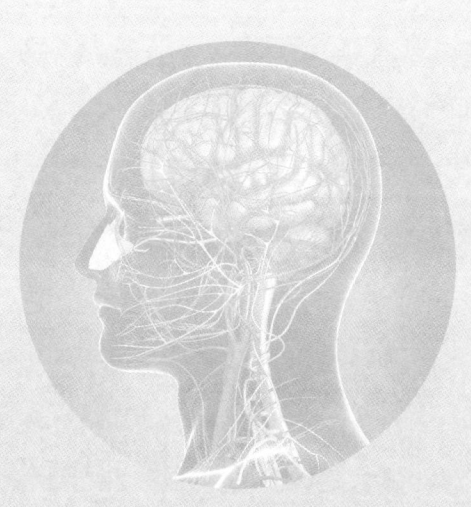

第一节 神经上皮组织肿瘤

一、胶质瘤

胶质瘤是由神经外胚叶衍化而来的胶质细胞发生的一大类原发颅内肿瘤的总称,是颅内肿瘤中最常见的一种。从神经外胚叶中衍化而来的胶质细胞有星形胶质细胞、少突胶质细胞和室管膜细胞等,它们都可以发生肿瘤。尽管就胶质瘤的一般意义而言(尤其是"高级别胶质瘤"),它仅指星形细胞来源的肿瘤,但"胶质瘤"一词通常用于指所有胶质细胞来源的肿瘤(如"低级别胶质瘤"通常用于指所有胶质细胞来源的低级别肿瘤)。为了更准确地进行命名和分类,鉴于此类肿瘤起源于神经外胚叶,世界卫生组织(WHO)在颅脑肿瘤分类中将其归入神经上皮性肿瘤。

1. 临床表现

根据病变所在部位及性质不同,临床表现各异。一般而言,胶质瘤发病缓慢,但位于脑脊液通道附近的肿瘤,因继发脑积水可导致病程相对较短。

(1)颅内压增高:症状通常呈缓慢、进行性加重的过程,少数患者可能有中间缓解期。典型表现为头痛、呕吐和眼底视盘水肿。

(2)局灶症状与体征

1)大脑半球肿瘤:位于大脑半球的肿瘤,尤其是位于功能区或其附近,早期可能表现为神经系统定位体征。① 精神症状:表

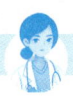

现为人格改变和记忆力减退,如反应迟钝、生活懒散、近记忆力减退、判断能力差,也可表现为脾气暴躁、易激动或欣快等。② 癫痫发作:包括全身性和局限性发作。常由一侧肢体开始抽搐,有些表现为发作性感觉异常。③ 锥体束损伤:肿瘤对侧半身或单一肢体力弱,逐渐瘫痪。早期表现为一侧腹壁反射减弱或消失,继而病变对侧腱反射亢进、肌张力增加和病理反射阳性。④ 感觉异常:表现为皮质觉障碍,如肿瘤对侧肢体的关节位置觉、两点辨别觉、图形觉、实体感觉等障碍。⑤ 失语和视野改变:如肿瘤位于优势半球额下回后部和颞枕叶深部,可出现相应的表现。

2)第三脑室后部肿瘤:位于第三脑室后部松果体区的肿瘤引起的症状主要为颅内压增高,肿瘤增大或向一侧发展时,还可有局部体征。① 四叠体症状:双眼上视障碍;瞳孔对光反射及调节障碍。② 小脑体征:肿瘤向下发展,压迫小脑上蚓部,导致步态、持物不稳,水平眼球震颤。

3)颅后窝肿瘤:肿瘤位于小脑半球、小脑蚓部、脑干和小脑脑桥角,引起相应的表现。① 小脑半球症状:患侧肢体共济失调,如指鼻试验、跟-膝试验不准,轮替试验缓慢笨拙等。② 小脑蚓部症状:躯干性共济失调,如步行时两足分离过远,步态蹒跚等。③ 脑干症状:交叉性麻痹,病变侧脑神经周围性麻痹,病变对侧肢体中枢性麻痹,即交叉性麻痹。④ 小脑脑桥角症状:病变同侧中后组脑神经症状,如耳鸣、耳聋、眩晕、面部麻木、面肌抽搐、面肌麻痹、声音嘶哑、进食呛咳和病变侧小脑性共济失调等。

2. 辅助检查

(1)头颅 X 线检查:可表现为颅内生理钙化移位、局限性骨质改变、肿瘤钙化;鞍区或内听道骨质改变等。

(2) 头颅 CT 和 MRI 检查：根据肿瘤组织形成的异常密度和信号区，以及肿瘤对脑室和脑池系统的压迫移位来判断。CT 及 MRI 对胶质瘤的分类方法不够精确，但可做出初步评判（表 4-1）。此方法不适用于儿童患者。大多数低级别胶质瘤在 CT 及 MRI 片上不增强（尽管 40% 出现增强，并且增强者预后更差）。CT 检查通常表现为低密度，MRI T_1WI 低信号，T_2WI 高信号且范围超过肿瘤的边界。一些恶性胶质瘤不增强。胶质母细胞瘤环形增强：CT 表现为低密度胶质母细胞瘤的中央区代表坏死区；环形强化带为肿瘤细胞。

(3) 脑血管造影：表现为正常血管移位和曲度改变、病变的新生血管形成。

(4) 脑电图：可有慢波、棘波等表现。

表 4-1　根据 CT 及 MRI 的胶质瘤的分级

Kernohan 分级		影像学特征
Ⅰ	CT：低密度 MRI：异常信号	无占位效应，瘤体无增强
Ⅱ	CT：低信号 MRI：异常信号	占位效应，瘤体无增强
Ⅲ	混杂信号	瘤体增强
Ⅳ	肿瘤病灶内坏死	瘤周环形增强

3. 临床分型

通常将胶质瘤分为星形细胞瘤、少突胶质瘤、胶质母细胞瘤等不同病理类型。具体的分型可根据 1993 年 WHO 公布的标准。恶性程度可以进一步分为Ⅰ～Ⅳ级。确诊需依靠病理检查结果。

WHO目前推荐的分类系统，Ⅰ级代表毛细胞型星形细胞瘤，更为典型的星形细胞瘤被分为Ⅱ～Ⅴ级，与Kernohan分级的大概对应关系也列于表4-2中。

表4-2　WHO及相应的Kernohan分类系统（Ⅰ～Ⅳ级）

Kernohan分级	WHO指定分级	肿瘤类型
Ⅰ	Ⅰ 毛细胞型星形细胞瘤和室管膜下巨细胞星形细胞瘤	低级别星形细胞瘤（如毛细胞型星形细胞瘤）
Ⅱ	Ⅱ 星形细胞瘤（低级别）	低级别星形细胞瘤（如低级别星形胶质瘤）
Ⅲ	Ⅲ 间变星形细胞瘤	恶性星形细胞瘤
Ⅳ	Ⅳ 多形性胶质母细胞瘤	高级别恶性胶质瘤（如多形性胶质母细胞瘤）

4. 治疗

根据胶质瘤的类型和恶性程度的不同，对于各种治疗方法的敏感性和效果有较大差异。因此，在治疗方法的选择上具有不同的原则和特点。

（1）低级别星形细胞瘤（WHO分类的Ⅱ级）

1）手术治疗：在低级别星形细胞瘤中外科手术应作为首要治疗措施。

2）放射治疗：回顾性研究显示，放射治疗可以延长肿瘤未完全切除的患者的缓解期和生存期，因此，术后放射治疗是必要的。

3）化学治疗：通常情况下，该方法到肿瘤发展时才采用，常可在一定程度上控制肿瘤的生长。

4）其他治疗：包括免疫治疗、基因治疗、光动力治疗等。

(2) 恶性星形细胞瘤(WHO 分类的Ⅲ级和Ⅳ级)：对于恶性星形细胞瘤患者，治疗方法的选择必须首先考虑以下三个影响生存期的独立因素：年龄、病理学特征、入院时功能状态（如 Karnofsky 评分）（表 4-3）。

表 4-3 Karnofsky 评分

评 分	含 义
100	正常：无不适主诉，无疾病证据
90	能参加正常活动：有轻度症状
80	经努力可参加正常活动：有些症状
70	生活自理：不能参加正常活动
60	偶尔需要帮助：生活基本自理
50	经常需要帮助：生活不能自理
40	残疾：需要特殊帮助和照顾
30	严重残疾：需要住院，病情危重
20	非常危险：需要积极支持治疗
10	垂危：濒临死亡
0	死亡

1) 手术治疗：与其他治疗方法相比，手术切除肿瘤使肿瘤细胞减少加外照射治疗一直被作为一个标准方法。肿瘤切除程度和术后影像学检查发现的残余肿瘤体积，对肿瘤发展及平均生存期有显著影响。手术一般不能治愈胶质瘤，因此，手术应该以延长患者的高质量生存时间为目标，通常情况下神经功能良好、单个脑叶内的胶质瘤切除后可以达到这一效果。

多形性胶质母细胞瘤部分切除术后出血和（或）水肿导致脑疝的机会非常高。同时，次全切除对于延长生存期无多大益处。

因此，只有在完全切除肿瘤可行的情况下或患者家属要求下才考虑手术治疗。

外科手术治疗对老年患者收效不大，应慎重考虑。

术前无癫痫者，术后视情况常规口服抗癫痫药3~6个月；如术后出现癫痫者服用6~12个月；如手术前后均有发作者则服用1~2年。

2）放射治疗：恶性胶质瘤外放射治疗的常用剂量为50~60 Gy。可分为局部外放射治疗和全脑外放射治疗。与局部外放射治疗相比，全脑外放射治疗并不能明显延长患者的生存期，而且不良反应较大。

3）化学治疗：有效率不超过30%~40%，大多数只有10%~20%。肿瘤切除越多化学治疗效果越好，化学治疗在放射治疗前进行更为有效。烷化剂在大约10%的患者中有显著疗效。卡莫司汀和顺铂是目前用于恶性胶质瘤治疗的主要化学治疗药物。

4）立体定向（神经导航）下活检：应考虑活检的情况如下。① 肿瘤位于重要功能区或手术难以到达的区域。② 大型肿瘤合并轻微神经功能障碍。③ 一般情况差，难以承受全身麻醉的患者。④ 当无明确诊断时，为明确诊断以便确定进一步治疗方案时，如多形性胶质母细胞瘤和淋巴瘤在影像学检查方面有时表现相似，如果没有免疫染色，病理学上也可误诊。活检应予认真考虑，防止对首选放射治疗和化学治疗的淋巴瘤进行手术治疗。

立体定向活检可能会使25%的胶质母细胞瘤患者漏诊。在中央低密度区（坏死）和周边环形强化区采集标本时，活检检出率最高。

5) 其他治疗：包括免疫治疗、基因治疗、光动力治疗等综合治疗。

二、少突胶质细胞瘤

少突胶质细胞瘤是胶质瘤常见的类型之一。由于以往许多患者被误诊为纤维型星形细胞瘤（尤其是这些肿瘤的侵袭性部分），所以其发病率统计相差较大。男∶女＝3∶2。成人多见，平均年龄约40岁。可发生脑脊液转移，但少见。少突胶质细胞瘤的好发部位见表4-4。

表4-4 少突胶质细胞瘤的好发部位

部位	占比
幕上	＞90％
额叶	45％
半球（额叶以外）	40％
第三脑室或侧脑室内	15％
幕下＋脊髓	＜10％

1. **临床表现**

癫痫：为最常见的临床表现，半数以上的患者曾有癫痫病史。

颅内压增高：表现为头痛、呕吐和视盘水肿。

精神症状：如淡漠，与肿瘤好发于脑叶，尤其是额、颞叶有关。

局部神经功能障碍：因肿瘤压迫和肿瘤卒中可破坏肿瘤脑组织而出现，表现为偏瘫、失语等。

其他：如眩晕等。

2. 辅助检查

(1) 头颅 X 线检查：少突胶质细胞瘤患者的 X 线平片可见肿瘤钙化。

(2) 头颅 CT 和 MRI 检查：① CT 诊断少突胶质细胞瘤有一定的特异性。表现为幕上脑叶内略高密度的混杂肿块，边界清楚，周围水肿和占位效应均很轻微，这与其他胶质瘤瘤周水肿明显的特点不同。② 50%～90% 可见条索状钙化，非钙化性高密度多为肿瘤内出血。③ 给药增强剂后，瘤体可无强化反应或反应轻微，恶变后强化明显且不规则。MRI 的定性诊断作用不如 CT。

3. 治疗

(1) 手术治疗：有以下情况可考虑手术。① 有明显占位效应的肿瘤，不论恶性度高低，均建议手术治疗解除占位效应，减轻症状，延长患者的存活期。② 无明显占位效应的肿瘤：低级别，能切除的病变建议外科手术治疗，在保留神经功能的情况下尽量全切除肿瘤；高级别，力争全切，是否部分切除或仅行肿瘤活检，目前仍有争议，原因是全切除对高级别肿瘤是否有益仍未明确。

(2) 放射治疗：放射治疗对于少突胶质细胞瘤的疗效仍不明确。有关术后放射治疗的效果存在争议。记忆丧失、精神异常、性格改变等放射治疗的不良反应，在长期存活的患者中较常见。

(3) 化学治疗：化学治疗对大多数少突胶质细胞瘤有效，尤其在用药 3 个月之内，多数可出现肿瘤体积缩小，但疗效和持续时间不一。

三、室管膜瘤

室管膜瘤是常见的神经上皮性肿瘤之一,占颅内肿瘤的 2%～9%,占神经上皮性肿瘤的 18%～20%;男性略多于女性,男:女=1.9:1;多见于儿童和青少年。60%～70%位于幕下,靠近第四脑室,占第四脑室区肿瘤的 25%。通常为边界清楚的良性肿瘤(尽管确有恶性室管膜瘤发生),但可沿脑脊髓种植。儿童颅后窝室管膜瘤常为间变性肿瘤,发病年龄越小,预后越差。尽管病理学上不如髓母细胞瘤恶性程度高,但预后更差,因为常侵犯第四脑室底,导致无法全切除。

1. 临床表现

根据肿瘤发生的部位不同而有较大差异。

(1) 颅内压增高:多源于肿瘤继发的梗阻性脑积水,表现为头痛、恶心、呕吐、视盘水肿等。

(2) 强迫头位。

(3) 脑干功能障碍:多因肿瘤侵犯第四脑室底部,造成脑桥和延髓神经核和传导束功能障碍,如复视、面瘫、共济功能障碍等。

(4) 小脑功能障碍:表现为走路不稳、眼球震颤、共济失调和肌张力下降等。

(5) 癫痫:多见于大脑半球靠近运动区的脑内室管膜瘤(来源于胚胎异位的室管膜细胞),脑室内室管膜瘤少见。

(6) 其他:发生于侧脑室的室管膜瘤可压迫和侵犯丘脑、内囊、基底节等,导致偏瘫、偏侧感觉障碍等。位于第三脑室后部者可造成双眼上视运动障碍等。

2. 辅助检查

(1) 头颅 X 线检查：多数可表现为颅内压增高征象，如指压迹增多等；另外还可显示肿瘤钙化，室管膜瘤是儿童颅后窝肿瘤中最常伴有钙化改变的肿瘤。

(2) 头颅 CT 和 MRI 检查：通常表现为第四脑室或侧脑室肿瘤，密度不均，常伴梗阻性脑积水。肿瘤可有囊变和钙化，使肿瘤表现为混杂信号；注射增强剂后显示不均一强化。影像学上与髓母细胞瘤难以鉴别，以下情况有助于鉴别：① 室管膜瘤中钙化常见，髓母细胞瘤少见。② 髓母细胞瘤常起源于第四脑室顶，后者将肿瘤包裹；而室管膜瘤常起源于第四脑室底。③ 室管膜瘤 T_1WI 表现为混杂信号（与髓母细胞瘤不同）。④ 室管膜瘤外生部分 T_2WI 表现为显著高信号（髓母细胞瘤为轻度高信号）。

(3) 脊髓造影：水溶性造影剂脊髓造影检测"水滴状转移"与 MRI 强化一样敏感，可取脑脊液用于细胞学检查。

3. 治疗

(1) 手术治疗：在避免严重神经功能障碍的同时，最大程度地切除肿瘤。当肿瘤广泛侵犯第四脑室底时，肿瘤不可能全切除。

根据肿瘤发生的部位不同而选择不同的手术入路：① 第四脑室室管膜瘤，常用枕下正中入路。② 侧脑室室管膜瘤，皮层经脑沟侧脑室入路、经胼胝体侧脑室入路。③ 第三脑室室管膜瘤，经胼胝体穹隆间入路、枕下经小脑幕入路（适用于第三脑室后部肿瘤）。④ 大脑内室管膜瘤，根据肿瘤发生的具体部位，选择距离肿瘤最短且避开重要功能区的部位开颅。

(2) 放射治疗：室管膜瘤的放射敏感性仅次于髓母细胞瘤，列第 2 位。手术切除后常规采用外放射治疗。瘤床 45～48 Gy

(复发者另加 15~20 Gy)。脊髓外放射：如果有水滴状转移灶或脑脊液细胞学检查发现瘤细胞，应增加脊髓外放射治疗，也有行预防性脊髓外照射；小剂量全脊髓放射治疗（平均约 30 Gy），同时增加水滴状转移部位的放射剂量。

(3) 化学治疗：一般作为术后的辅助治疗，可短时间抑制复发肿瘤的生长。

四、髓母细胞瘤

髓母细胞瘤属于原发神经外胚层肿瘤。髓母细胞瘤约占儿童颅内肿瘤的 15%~20%，是儿童最常见的恶性肿瘤。发病高峰在 3~8 岁，男∶女＝2∶1。通常起自小脑蚓部，位于第四脑室顶。该部位早期易引起梗阻性脑积水。

1. 临床表现

(1) 病程较短：多为 4~5 个月；就诊年龄越大，病程越长。

(2) 颅内压增高：肿瘤常阻塞第四脑室和导水管，导致梗阻性脑积水，进而引起颅内压增高，表现为头痛、恶心、呕吐、视乳头水肿等。

(3) 小脑功能障碍：肿瘤破坏小脑蚓部结构，可表现为躯干性共济障碍，龙贝格征阳性。肿瘤向一侧发展时可出现小脑半球症状，如患侧肢体共济失调，指鼻试验和跟-膝试验阳性。其他还可有水平眼震、构音障碍、肌张力和腱反射减低等。

(4) 脑干功能障碍：肿瘤可侵犯第四脑室底部，出现复视、面瘫、锥体束征等。

(5) 强迫头位：肿瘤自身或其引起小脑扁桃体下疝时，可因刺激上颈段神经根而出现颈部抵抗感和强迫头位。

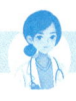

(6) 后组脑神经功能障碍：表现为饮水呛咳、声音嘶哑、咽反射减弱等。

(7) 蛛网膜下隙出血：系肿瘤出血所致，为非外伤性蛛网膜下隙出血。

(8) 小脑危象：表现为意识丧失、呼吸变慢、血压升高、双侧病理征阳性、去大脑强直等。

(9) 头颅增大，破壶声（MeCewen征）阳性等。

2. 辅助检查

(1) 头颅X线检查：主要表现为颅内压增高征象，肿瘤钙化罕见。

(2) 头颅CT和MRI检查：常表现为颅后窝中线部位的实性肿瘤，CT为等或略高信号，MRI为长T_1、T_2信号的类圆形占位，边界较清楚，第四脑室受压变形并向上方移位，伴有幕上梗阻性脑积水。少见囊变和钙化，注射增强剂后可见病变均一强化。可发生种植转移，脑室壁、脑池和蛛网膜下隙出现长T_2信号，可明显强化。年长儿和成人的髓母细胞瘤可见于小脑半球。少数出现薄厚不均的环状强化。

3. 治疗

(1) 手术治疗：枕下正中入路为常用。在避免严重神经功能障碍的前提下尽可能全切除肿瘤，侵犯或黏附于第四脑室底部（脑干面神经丘附近）常使切除受限。术中切除肿瘤的同时可解除第四脑室和导水管梗阻，缓解幕上脑积水，可不再另行脑积水分流术。若术后脑积水未能解决，建议根据病情行脑积水分流术，但同时注意与分流术有关的种植转移的发生。术后建议常规行辅助性放射治疗，以控制复发和转移。

(2) 放射治疗：外放射治疗为最佳的放射治疗选择。全脑-脊髓 35～40 Gy，瘤床（通常为颅后窝）及任何脊髓转移灶另给 10～15 Gy，所有治疗在 6～7 周内完成。<3 岁的患者为防止放射治疗可能带来的脑发育方面的不良反应，应谨慎选择放射治疗；放射治疗剂量可减少 20%～25%，或用化学治疗取代。

(3) 化学治疗：主要药物有环磷酰胺、长春新碱、甲氨蝶呤、卡莫司汀，但常用于复发、高风险或年龄<3 岁的患者。

五、神经上皮肿瘤术后并发症及处理

(1) 颅内出血：颅内出血是颅脑手术后最危险的并发症，多发生在术后 24～48 小时内。患者往往有意识的改变，表现为意识清醒后又逐渐嗜睡或烦躁、反应迟钝，甚至昏迷。大脑半球肿瘤手术后出血常有幕上血肿表现，或出现小脑幕切迹下疝征象；后颅窝肿瘤手术后具有幕下血肿的特点，常有呼吸抑制甚至枕骨大孔疝表现；脑室内肿瘤手术后可有高热、抽搐、昏迷及生命体征异常。出血以术野及其邻近部位最多见，其次为同侧颅腔或对侧颅腔，有瘤床出血、脑内出血、脑室出血、硬膜外血肿、硬膜下血肿等；术野远隔部位出血少见。术后应密切观察患者的意识、瞳孔、格拉斯哥昏迷量表评分、生命体征、肢体活动的变化，如有异常及时行急诊 CT 检查及手术的准备。

(2) 脑水肿：一般在术后 5 小时出现，48～72 小时达到高峰，维持 5～7 天后逐渐消退，20～30 天可恢复正常。也可能进行性加重，继发脑疝，危及生命。患者可术后出现头痛、呕吐等颅高压症状，出现不同程度的意识改变。术后清醒后 1～2 天出现意识状态进行性下降，如烦躁、淡漠、迟钝、嗜睡，甚至昏迷及发生

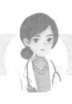

术后癫痫等。术后依据临床症状及 CT 情况及时调整甘露醇、呋塞米(速尿)、白蛋白等脱水药物,或必要时采取脑脊液外引流、脑室腹腔分流、去骨瓣减压等手术治疗。术后应密切观察患者病情变化,避免增高颅内压的因素。抬高患者头部 30°～45°,保持颅内静脉通畅和良好的脑部血供。保持呼吸道通畅。

(3) 术后癫痫:有文献报道,胶质瘤术后癫痫的发生率为 20%。术后应观察有无癫痫发生,有癫痫病史的患者禁止测口腔体温,应测腋下体温。避免各种诱发癫痫的刺激。定时给予抗癫痫药物。

(4) 中枢性高热:见于丘脑部位手术,主要由于手术损伤造成下丘脑体温调节中枢损伤引起,患者表现为体温骤然升高,可达 40℃以上,持续数小时甚至数天,无寒战,全身无汗,躯干温度高,四肢温度低。化学降温效果不佳,需要使用物理降温的方法,如使用冰袋、降温毯,酒精擦浴或人工冬眠低温治疗等。使用后应注意监测体温变化,观察降温效果。降温过程中应注意防止冻伤、低温寒战和血管痉挛。

(5) 消化道出血:主要由于丘脑下部及脑干受损,加上术后激素的使用,可引起应激性胃黏膜糜烂、溃疡、出血。表现为患者呕吐血性或咖啡色胃内容物、呃逆、腹胀、解柏油样便等。出血量多者可出现脉搏细速、血压下降等休克征象。术后使用胃黏膜保护剂,密切观察患者口腔与呼吸道分泌物及呕吐物的颜色、性状和量。一旦患者出现消化道出血,应禁食,置胃管,予胃肠减压以吸出胃内容物,减少其对胃黏膜的刺激。密切观察患者出血情况、血压、脉搏及腹部体征。局部或静脉应用止血药物。

(6) 深静脉血栓:多见于下肢,上肢较少见。神经外科手术患者因手术时间长、应用激素、卧床时间长、恶性肿瘤、脱水治疗和脑内致血栓形成物质释放等因素可增加静脉血栓发生的机会。深静脉血栓可表现为患肢疼痛、肿胀,患者可有发热、外周血白细胞计数升高等表现。一旦血栓脱落,发生肺及脑栓塞,死亡率极高。以往防止深静脉血栓的物理方法有早期活动、肢体抬高、穿弹力袜。近来,在神经外科手术患者中开始使用渐进性充气压力袜,主张对于高危患者,术前就开始使用,持续至术后完全自主活动。能增加75%静脉回流量,并使深静脉血栓发生率自20%降至10%。

(7) 伤口并发症:对于长期使用皮质类固醇激素、放射治疗、化学治疗及再次手术的胶质瘤患者,易出现伤口不愈。应注意观察伤口情况,保持伤口敷料清洁干燥。

(8) 术后精神症状:额叶前部受损表现为精神、情感、人格、行为和智能障碍。颞叶受损引起人格改变,同时伴有记忆障碍,如精神运动性癫痫、突然发作的行为异常等,患者可出现眩晕、幻视或幻听、幻嗅、不适的内脏感觉、不能控制的深呼吸、预感可怕的事情即将发生等。枕叶病变出现视幻觉等。第四脑室及小脑蚓部手术后常引起缄默。可依据不同精神症状使用相关药物对症处理,并忌随意增减药物。

(刘宏亮)

第二节 脑 膜 瘤

脑膜瘤是成人常见的颅内良性肿瘤,占原发颅内肿瘤的14.3%~19%,发病率仅次于胶质瘤,45岁左右高发,男女比为

1∶1.8。19％～24％青少年病例与神经纤维瘤病Ⅰ型相关。肿瘤源于蛛网膜,常见于脑、颅骨间及脊髓周围,多与硬脑膜粘连,亦可独立存在。通常生长缓慢、边界清晰,少数恶性或快速生长。8％患者有多发病变,神经纤维瘤病者更常见,偶见斑块状匍匐生长。

常见发病部位包括:矢状窦旁、半球凸面、鞍结节、蝶骨嵴、嗅沟、大脑镰、侧脑室、小脑幕、颅中窝、眼眶、小脑脑桥角、斜坡和枕骨大孔。60％～70％沿大脑镰(包括矢状窦旁)、蝶骨(包括鞍结节)或凸面生长。儿童脑膜瘤少见,28％发生于脑室内。

一、矢状窦旁脑膜瘤

矢状窦旁脑膜瘤是指肿瘤基底附着在上矢状窦壁并充满上矢状窦角的脑膜瘤。有时肿瘤可侵入窦内,甚至造成上矢状窦闭塞。在肿瘤与上矢状窦之间无脑组织。但也有学者将靠近上矢状窦的一部分大脑镰旁脑膜瘤和大脑凸面脑膜瘤归于上矢状窦旁脑膜瘤。

上矢状窦旁脑膜瘤占颅内脑膜瘤的17％～20％,占颅内肿瘤的3.86％。肿瘤位于冠状缝前者占30％,冠状缝至人字缝间者占50％,人字缝至窦汇间者占20％。

1. 临床表现

(1) 颅内压增高:表现为头痛、呕吐、视盘水肿。因肿瘤生长缓慢,早期症状不明显,症状出现时多已生长较大。若伴囊性变或严重水肿,可早期出现颅压升高。原因包括占位效应及瘤体压迫上矢状窦、静脉回流受阻。上矢状窦前1/3或后1/3肿瘤易合并颅压高,因额叶前部、枕叶缺乏局灶性神经缺损,患者就诊较晚。

(2) 癫痫：最常见首发症状,窦旁脑膜瘤癫痫发生率达73%。表现为口角、面部抽搐或全身性强直-阵挛发作。

(3) 局部神经功能障碍：① 前 1/3 型,侵犯额叶,易导致精神异常。② 中 1/3 型,常见杰克逊癫痫及对侧肢体渐进性瘫痪。③ 后 1/3 型,以视野缺损为主。

(4) 精神障碍：多见于上矢状窦前 1/3 脑膜瘤。表现为痴呆、情感淡漠、欣快或性格改变。老年患者易误诊为阿尔茨海默病或脑动脉硬化。

2. 辅助检查

(1) CT 和 MRI 检查：根据脑膜瘤的典型影像特点和部位可明确诊断。CT 的骨窗像可以提供与肿瘤相邻的颅骨受侵犯破坏情况。MRI 可显示肿瘤与大脑前动脉的关系及引流静脉的方向,了解矢状窦的受累程度及是否闭塞。

(2) 脑血管造影：脑血管造影对矢状窦旁脑膜瘤的诊断价值在于：① 了解肿瘤的供血动脉和肿瘤内的血运情况。前 1/3 和中 1/3 上矢状窦旁脑膜瘤的供血主要来自大脑前动脉,后 1/3 肿瘤主要来自大脑后动脉,同时都可有脑膜中动脉参与供血,此时的脑膜中动脉可增粗迂曲。如肿瘤侵及颅骨,可见颞浅动脉参与供血。② 脑血管造影的静脉期和窦期可见肿瘤将静脉挤压移位,有的上矢状窦会被肿瘤阻塞中断,这些造影征象对决定术中是否可将肿瘤连同上矢状窦一并切除很有帮助。

3. 治疗

(1) 头皮切口设计：通常采用马蹄形,骨瓣要足够大,必须能完全暴露需切除的肿瘤及受累的颅骨、硬脑膜。肿瘤位于上矢状窦前 1/3,患者取仰卧位,头部略抬高,可选用冠状头皮切口并将其隐藏在发际内。肿瘤位于上矢状窦中1/3,患者取仰或侧卧位,头部抬高,以便使肿瘤中心位于最高点,做马蹄形切口,过中线2cm,皮瓣翻向外侧,如肿瘤中心恰好位于冠状缝上,皮瓣可翻向前方。上矢状窦后1/3肿瘤,取侧卧或俯卧位,头部抬高与手术床面呈45°角,以便使肿瘤中心位于最高点,取马蹄形切口,过中线2cm,皮瓣基底位于颞后枕下区。

(2)手术操作:① 在中线附近做钻孔时,应小心下方的上矢状窦。为防止线锯导板穿过困难,可沿上矢状窦两侧多钻一孔。② 锯开颅骨后,用剥离子将颅骨与硬脑膜分开,上矢状窦部分要最后分离(高龄患者硬脑膜不易剥离)。骨瓣也可分两部分翻开:第一部分位于患侧,骨窗内缘离中线1cm,这样可在直视下分离窦上部分,骨瓣的第二部分也容易锯下。③ 翻开并取下游离骨瓣后,要立即处理颅骨板障出血,骨缘封以骨蜡。④ 硬脑膜表面上的出血可电灼或压以明胶海绵,硬脑膜中动脉如参与供血,则可将其缝扎。上矢状窦表面的出血可压以明胶海绵和棉条,数分钟即可止血。骨窗四周悬吊硬脑膜。⑤ 如果肿瘤累及颅骨内板和硬脑膜,可用高速颅钻将受累的颅骨磨去。如颅骨侵蚀范围较大,特别是肿瘤已穿透颅骨时,最好保留受累的颅骨与肿瘤连在一起,沿肿瘤四周锯(或咬)开颅骨,然后用咬骨钳咬除受累的颅骨,出血不易控制时,则不必勉强,可将其与肿瘤一并切除。⑥ 窦旁脑膜瘤往往从硬脑膜外可以触及。沿肿瘤周边弧形剪开硬脑膜,起点和终点都靠近上矢状窦边缘。尽可能少地暴露正常脑组织,尤其是在颅压较高时。剪开硬脑膜时要小心避免损伤其下方的引流静脉。⑦ 中央静脉的保留,位于中央区的大脑上静脉(中央沟静脉)被损伤后,术后患者往往出现严重的对侧肢体瘫痪。上矢状窦中 1/3 的窦旁脑膜瘤术中,常可见到中央沟静脉跨过肿瘤生长,此时,可沿静脉前后切开肿瘤然后再分块切除瘤组织,尽量保存该静脉。肿瘤较大时,应先做被膜内切除肿瘤。
⑧ 肿瘤切除,一般先行肿瘤内减压,减少肿瘤对周围脑组织的压迫,同时为下一步的操作提供操作空间。如肿瘤质地较韧可使用超声吸引器(CUSA)。肿瘤内出血可电灼,也可用明胶海绵或止血纱布棉条压迫。一旦有了操作空间,尽快处理肿瘤基底以切断肿瘤的主要供血来源,减少后续操作中的出血。严格沿肿瘤周边的蛛网膜界面分离肿瘤,来自周围的小供血血管电凝后剪断,分离开的脑组织用棉条保护。分离肿瘤深面时须注意,移位的大脑前动脉及其分支可能与肿瘤粘连,应注意保护。必须仔细地将引流到上矢状窦的静脉与瘤壁分离开来,尽可能少牵拉邻近的脑组织。⑨ 上矢状窦的处理,肿瘤位于上矢状窦前 1/3(冠状缝前),如已侵犯窦腔,一般可将肿瘤与上矢状窦一起切除。肿瘤位于中、后 1/3 者,如造影和术中证实上矢状窦已闭塞,为减少手术后肿瘤复发机会,也可连同肿瘤一并切除。如肿瘤侵入中、后 1/3 上矢状窦但窦腔尚未闭塞,切除该段上矢状窦是危险的。可以切除一侧窦壁后再修补,也可以切除该段上矢状窦后用大隐静脉或人工血管移植替代,但后者的风险大,成功率低。如果上矢状窦外侧壁残存有少部分的肿瘤,可以将其与肿瘤组织一并切除后修补;也可电灼,电灼同时注意以生理盐水冲洗降温,避免因电灼过热,上矢状窦内形成血栓。⑩ 修补硬脑膜后关颅,硬脑膜缺损可取帽状腱膜或颅骨骨膜修补,或采用人工硬脑膜修补。骨瓣复位固定。颅骨受肿瘤侵蚀破坏严重者须切除并送病理学检查,缺损处行颅骨成形术。

二、大脑凸面脑膜瘤

大脑凸面脑膜瘤是指肿瘤基底与颅底硬脑膜或硬脑膜窦无关系的脑膜瘤,可发生在大脑凸面硬脑膜的任何部位,最常见于额顶叶交界处、冠状缝附近。大脑凸面脑膜瘤占脑膜瘤的15％。女性稍多于男性,为1.17∶1。通常将大脑凸面脑膜瘤分为四个部位,即前区(指额叶)、中央区(包括中央前、后回感觉运动区)、后区(指顶后叶和枕叶)、颞区,以前区、中央区发生率最高,约占2/3。

1. 临床表现

(1)大脑凸面脑膜瘤病史一般较长。主要表现为不同程度的头痛、精神障碍,半数以上的患者发病半年后可逐渐出现颅内压增高。

(2)局部神经功能缺失:以肢体运动感觉障碍多见,肿瘤位于颞区或后区时因视路受压出现视野改变。优势半球的肿瘤还可导致语言障碍。

(3)癫痫:以局限运动性发作常见,其肿瘤多位于皮层运动区,表现为面部和手脚抽搐,部分患者可表现为杰克逊癫痫。感觉性发作少见。有的患者仅表现为眼前闪光,需仔细询问病史方可发现。

(4)偶然发现:有些患者因为头外伤或其他不适,经做头颅CT检查偶然发现。

2. 辅助检查

(1)脑电图:脑电图检查曾经是大脑凸面脑膜瘤的辅助诊断方法之一,近年来已被CT和MRI所代替。目前脑电图的作用在于手术前、后对患者癫痫状况的估价,以及应用抗癫痫药物的疗效评定。

(2) X 线检查:可能发现颅骨骨质针状增生、内板增厚或颅外骨性骨板。

(3) CT 和 MRI 检查:根据脑膜瘤的典型表现,对此病多可及时作出明确诊断。MRI 可以准确反映大脑凸面脑膜瘤的大小、结构、邻近脑组织的水肿程度、肿瘤与重要脑血管的关系。MRI 增强图像上,60%~70%的大脑凸面脑膜瘤其基底部硬脑膜会出现条形增强带,即脑膜尾征,为脑膜瘤较为特异的影像学特点。目前认为,这一结构多数为反应性增高的结缔组织或血管组织,少数为肿瘤浸润,手术时应显露并切除,以达到全切肿瘤。

(4) 脑血管造影:对诊断大脑凸面脑膜瘤,脑血管造影并非必需。如手术前怀疑肿瘤与上矢状窦有关,需行脑血管造影或 MRI 加以证实。脑血管造影还可以了解肿瘤的血运情况和供血动脉的来源(颈内或颈外动脉)。

3. *治疗*

(1) 手术操作

1) 开颅:① 可将皮瓣及骨瓣一起翻开,也可钻孔后取下骨瓣;如颅骨被肿瘤侵犯并穿破,可咬除或用锉刀锉平被侵蚀部分;单纯颅骨内板受侵蚀,用颅钻磨除受累的内板。② 由颈外动脉供血的大脑凸面脑膜瘤,开颅翻开骨瓣是整个手术出血最多的阶段,应立即采用电凝、缝扎或沿肿瘤切开硬脑膜等方法止血。硬脑膜的出血多来自脑膜中动脉,因此于脑膜中动脉近端缝扎是比较简单易行的方法,可避免广泛电灼硬脑膜导致收缩,影响缝合。

③用手指轻轻触摸硬脑膜可确定肿瘤的边界。环绕肿瘤外界剪开硬脑膜。肿瘤与硬脑膜的附着点如果较宽,可沿其四周切开,保留受累的硬脑膜与肿瘤粘连在一起,以便手术中牵拉;如附着点小,可采用马蹄形切口。应尽可能减少脑组织的外露。被肿瘤侵蚀的硬脑膜应去除,用人工硬脑膜或筋膜修补。

2)分离和切除肿瘤:①切除和暴露肿瘤可交替进行。②在脑组织表面的蛛网膜与肿瘤之间逐渐分离,边分离边用棉条保护脑组织。肿瘤较小时可将肿瘤分离后完整切除。肿瘤较大时,可用超声吸引器(CUSA)将瘤内容逐渐吸除,然后再从瘤表面分离,以避免过度牵拉脑组织。有些软脑膜血管向肿瘤供血,可在分离肿瘤与瘤床之间电凝后剪断,并垫以棉条,直至肿瘤从脑内分离开。③注意相邻血管(包括动脉和静脉)及功能区皮层的保护,必要时借助神经导航系统确定重要结构(如中央沟)的位置。

3)止血后关颅:①彻底止血后待血压恢复到手术前水平、手术野无活动性出血方可关颅。②严密(不透水)缝合或修补硬脑膜,骨瓣复位固定,常规缝合头皮,在通常情况下可不必放置引流。

(2)术后处理:①患者术后应在ICU或麻醉康复室观察,直到麻醉清醒。②大脑凸面脑膜瘤术后恢复较平稳,但要注意发生术后血肿或脑水肿的可能。如术后患者迟迟不清醒、出现癫痫发作、清醒后再度意识障碍,或出现新的神经功能障碍,均应及时行脑CT检查,除外术后(水肿)血肿。③抗癫痫药物的应用,术后应常规给予抗癫痫药,防止癫痫发作。应保持血中抗癫痫药的有效浓度,通常给予丙戊酸钠持续静脉泵入[1 mg/(kg·h)],

患者完全清醒后改为口服。④ 使用异体材料行硬脑膜和(或)颅骨修补者,术后可给予抗生素,防止感染。⑤ 如患者有肢体运动障碍,术后应被动活动患者的肢体,防止关节失用性僵直和深静脉血栓形成。为防止深静脉血栓形成,可给患者穿着弹力袜。

(3) 预后与肿瘤复发:大脑凸面脑膜瘤手术切除效果好,特别是应用了微创技术,术后一般不会增加患者的神经功能缺损。肿瘤复发较少见,一旦复发,可根据具体情况观察或再次行开颅手术切除肿瘤。

三、大脑镰旁脑膜瘤

大脑镰旁脑膜瘤的基底位于大脑镰,常埋入大脑半球的脑实质内,并且可向大脑镰两侧生长。占颅内脑膜瘤的 6.47%,居第 5 位。女性多见,男:女为 1:1.5,平均年龄 49.5 岁。病理以纤维型脑膜瘤居多。依肿瘤部位,分为前、中、后 1/3 三种,其中位于额、顶部者占 80% 左右。

1. 临床表现

(1) 颅内压增高:约有 2/3 的患者就诊时已有颅内压增高表现,尤以大脑镰后 1/3 脑膜瘤常见。

(2) 癫痫:多以对侧肢体或面部局限性发作开始,逐渐形成全身性发作及意识丧失。癫痫发作以大脑镰前、中 1/3 脑膜瘤多见。

(3) 局部神经功能障碍:大脑镰旁脑膜瘤大多埋藏在大脑半球纵裂中,位置较深,大脑皮层中央区受累轻,故脑的局限性损害症状较上矢状窦脑膜瘤少见。一旦出现症状,多从足部开始,逐渐影响整个下肢,继而发展为上肢肌力障碍,最后波及头面部。

如肿瘤向大脑镰两侧生长,患者可出现双侧肢体力弱,并可伴有排尿障碍,即脑性截瘫或三瘫,需与脊髓病变鉴别。

2. 辅助检查

(1) CT 和 MRI 检查:可见镰旁单侧或双侧球形或扁平状病变。平扫时为等密度或略高密度(信号),可带有点状或不规则钙化,与大脑镰附着的基底较宽。增强后强化明显,基底部有"脑膜尾征"。一侧侧脑室受压移位或变形。肿瘤较大时,压迫静脉使其回流受阻,肿瘤周围可出现水肿。

(2) 脑血管造影:脑血管造影所见与其他部位脑膜瘤相仿,但肿瘤染色不紧贴颅顶,与颅骨之间存有间隙。大脑镰脑膜瘤也可有双重供血,前方可来自眼动脉的分支,后方来自枕动脉,中部可有脑膜中动脉供血。此时增粗的脑膜中动脉向上达顶骨内板处又转向下,呈扫帚状或放射状向中线颅腔内,提示肿瘤附着处在大脑镰。

3. 治疗

(1) 术前评价:① 根据患者的一般状况、体征和实验室检查,尤其是心肺功能、凝血机制、肝肾功能等,确定患者对于全麻手术的耐受能力。② 根据影像学资料估计肿瘤切除程度(如全切的可能性)和可能出现的术后并发症,向患者和家属说明。③ 手术前仔细研究 MRI 的矢状位和冠状位扫描,对确定肿瘤与上矢状窦、脑皮层的关系有帮助。同时须弄清肿瘤与大脑皮层引流静脉及大脑前动脉的关系。同上矢状窦旁脑膜瘤一样,肿瘤与大脑镰的关系可分为前、中、后 1/3 三部分。据此决定手术时患者的体位和头皮切口。切除大脑镰前 1/3 的脑膜瘤,必要时可结扎上矢状窦,有利于暴露和全切肿瘤。

（2）切口设计：主要位于一侧的大脑镰旁脑膜瘤可行单侧开颅。通常应设计为抵达或稍越过中线的马蹄形切口。双侧生长的巨大镰旁脑膜瘤可行双侧开颅,皮骨瓣都应跨过中线。

（3）手术操作：① 骨窗应抵达或越过中线。钻孔时,注意勿伤及下面的上矢状窦。② 硬脑膜切口距离上矢状窦 1～2 cm,可以暴露肿瘤基底即可。待肿瘤逐渐分块切除减压后,即可获得足够的手术空间。③ 如果肿瘤较浅,自纵裂向外牵开半球脑组织 1～2 cm,必要时需游离皮层静脉几毫米,即可显露肿瘤。如肿瘤位置较深,可切除小部分覆盖肿瘤表面的脑组织,或电凝后剪断 1～2 支桥静脉,再将半球轻轻牵开,但仅限于非功能区。④ 依次暴露出肿瘤的前界、后界,沿肿瘤周边剪开大脑镰后分离肿瘤与周边脑组织的粘连,并通过大脑镰的缺损切除向对侧生长的肿瘤。肿瘤较大时可先切开肿瘤被膜,行囊内分块切除以获得操作空间后再行上述操作。⑤ 肿瘤较大时,其前面多与大脑前动脉相粘连,分离和切除深部肿瘤时应特别小心予以保护,防止造成该动脉及其分支的误伤。⑥ 双侧巨大镰旁脑膜瘤行双侧开颅时,翻开骨瓣后上矢状窦出血可压以明胶海绵。先切开肿瘤较大一侧的硬脑膜,切除这侧肿瘤。然后再切开对侧硬脑膜,切除肿瘤。最后将受累的大脑镰一并切除。⑦ 大脑镰前 1/3 双侧生长的脑膜瘤或肿瘤已侵犯并导致上矢状窦闭塞时,可结扎矢状窦,有利于暴露和全切肿瘤。⑧ 中央静脉的保护：开颅后,对中央静脉应加以保护,防止损伤造成术后肢体运动障碍。为此,可自中央静脉前或后方入路,避开中央静脉,在手术显微镜下操作。必要时也可游离皮层静脉数毫米,以利于暴露肿瘤。

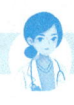

神经外科常见病：诊疗护理一本通

四、嗅沟脑膜瘤

嗅沟脑膜瘤是指基底位于颅前窝底筛板（硬脑膜）的一类颅底脑膜瘤，占颅内脑膜瘤的 8%～13%，女性发病多于男性，男∶女为 1∶1.2。可向两侧或偏一侧膨胀性生长。

1. 临床表现

（1）颅内压增高：出现较晚，出现症状时肿瘤体积多已很大。

（2）神经功能障碍：① 嗅觉障碍，嗅沟脑膜瘤早期即可有单侧嗅觉逐渐丧失，但由于单侧的嗅觉障碍可被对侧补偿，而肿瘤侵及双侧嗅神经造成嗅觉丧失时，又常与鼻炎混淆。因而尽管嗅觉障碍是最常见的症状，患者却不易察觉而不能及时就诊。② 视力障碍，既可因颅内压增高所致，也可由肿瘤压迫视神经所造成。如果一侧视神经受压，对侧因颅压增高造成视盘水肿，即为福-肯综合征。③ 精神症状，额叶底面受累的结果，表现为性格改变、记忆力减退和个性消失，也可出现兴奋、幻觉和妄想。老年患者可表现为抑郁。④ 癫痫和震颤，少数患者可有癫痫发作。肿瘤晚期压迫内囊或基底节，患者出现锥体束征或肢体震颤。⑤ 其他，肿瘤向鼻腔生长，患者可因鼻出血而就诊。

2. 辅助检查

（1）X 线检查：可见颅前窝底包括筛板和眶顶骨质吸收变薄或销蚀而轮廓模糊。也可为筛板和眶顶骨质增生。瘤内广泛砂粒体钙化出现均匀密度增高块影，居于骨质销蚀的颅前窝底上。

（2）CT 和 MRI 检查：MRI 可清晰显示肿瘤与周围神经血管组织（如视神经、额叶、大脑前动脉等）的关系。CT 比 MRI 能更好地反映颅底的骨性改变。

(3) 脑血管造影：侧位像大脑前动脉垂直段弧形向后移位。大部分病侧筛动脉、眼动脉增粗，远端分支增多或呈栅栏状向颅前窝供血。

3. 治疗

(1) 术前评价：① 需对患者的年龄、一般状况及心、肺、肝、肾功能等全身情况进行评估。② 根据影像学分析肿瘤的范围、瘤周脑水肿程度、肿瘤与视神经和大脑前动脉等主要结构的关系，以及肿瘤是否突入筛窦、额窦等情况，制定适合的手术方案，包括手术入路的选择、手术中的难点和相应的处置，以及术后可能的并发症。并将以上告知患者和家属。③ 手术后无法恢复和避免嗅觉障碍。术前视力极差（如眼前指动）或已丧失者，手术后视力恢复的可能性不大，甚至反而加重。

(2) 术前准备：因为供血动脉较细，并有引起眼动脉栓塞的危险，即使肿瘤巨大，也不行术前肿瘤供血动脉栓塞。

(3) 手术操作

1) 手术入路：① 单侧额部开颅和双侧额部开颅两种手术入路，经硬脑膜内切除肿瘤。需最大程度地暴露颅前窝底的中线部分。② 患者仰卧位，头部后仰30°，有利于额叶底面从颅前窝底自然下垂，减少术中对脑组织的牵拉。③ 骨窗前缘应尽量靠近颅前窝底。④ 如额窦开放应仔细封闭，以防术后脑脊液鼻漏。为保护上矢状窦，可在窦两侧分别钻孔，钻孔后用剥离子尽可能剥离骨孔周围的硬脑膜，用铣刀铣开骨瓣。骨瓣翻起时，仔细剥离骨板下的上矢状窦，将骨瓣游离取下。⑤ 硬脑膜和上矢状窦上的出血可压以明胶海绵。⑥ 切开硬脑膜时如遇见桥静脉应尽可能游离保护，必要时可用双极电凝烧断。

2) 切除肿瘤：① 手术过程中应尽量避免反复牵拉脑组织。过度牵拉会加重脑水肿，甚至造成脑挫裂伤和脑内出血。为了便于暴露，必要时可切除覆盖肿瘤表面的部分额极脑组织。② 显露部分肿瘤后即可先处理肿瘤基底，切断肿瘤血供使肿瘤变软和缩小。可使用双极电凝和超声吸引（CUSA）在瘤内分块切除，使瘤体进一步缩小。③ 沿肿瘤周边分离，同时与分块切除肿瘤交替进行。

3) 最后处理肿瘤后极：此处肿瘤与视神经、视交叉、颈内动脉和大脑前动脉关系密切，应在手术显微镜下仔细分离。若粘连紧密不应强求分离，以免损伤重要结构。

（4）脑脊液漏与颅底重建：① 筛板处不可过分搔刮，以防硬脑膜和筛板被破坏，造成手术后脑脊液鼻漏。但若该处硬脑膜甚至骨质已被肿瘤侵犯，应将之切除后用适当材料修补。② 颅底骨缺损处用钛板等修补。硬脑膜缺损用自体筋膜或其他材料修复。

（5）术后并发症及处理：① 脑脊液鼻漏和颅内感染，严密封闭开放的额窦；筛窦开放后行颅底重建；抗炎治疗。② 手术后癫痫，抗癫痫治疗。③ 脑动脉损伤，若动脉周围的蛛网膜尚完整，可在显微镜下仔细分离；直视下分离肿瘤周边，尽量避免盲目牵拉肿瘤，以防粘连动脉或其分支撕断；如粘连紧密，必要时残留部分肿瘤。④ 视力视野障碍，避免牵拉等操作直接损伤视神经、视交叉；尽可能保护视交叉和视神经的供血血管，这甚至比保护视路的解剖完整更重要。

五、脑膜瘤的复发及处理

与任何肿瘤一样，脑膜瘤首次手术后，如果在原发部位有少许残留,肿瘤很可能会再生长并复发。恶性和非典型脑膜瘤的 5 年复发率分别为 38% 和 78%。造成良性脑膜瘤复发的原因有两个:① 肿瘤侵犯或包裹重要神经和血管组织时未能完全切除,导致残留,如海绵窦脑膜瘤。② 肿瘤局部浸润生长,靠近原发灶周边或多或少残存一些瘤细胞。脑膜瘤术后复发多见于被肿瘤侵犯的硬脑膜。

放射治疗可能有效,能够延长平均复发时间。考虑到放射治疗可能引起的放射性损伤和坏死等不良反应,对肿瘤可能复发的患者,可以通过 CT 或 MRI 随访,发现明确复发迹象时再行放射治疗。

根据患者的年龄、身体状况、症状和体征及影像学资料等,决定是否再次手术。再手术的结果不仅取决于患者的年龄和一般状态,还取决于肿瘤的部位。例如,复发的蝶骨嵴脑膜瘤如果已长入海绵窦,再次手术的困难会更多;但对于复发的上矢状窦旁脑膜瘤,如果已侵犯并阻塞上矢状窦,二次手术可以将肿瘤及闭塞的上矢状窦一并切除,可能获得治愈。

(刘宏亮)

第三节 听神经瘤

听神经瘤起源于听神经(耳蜗前庭神经)的鞘膜,常生长于前庭神经上支中枢与周围部分移行处的髓鞘(Obersteiner-Redlich 区,离脑干 8~12 mm,靠近内听道口),不是真正的神经瘤,准确来说,应称为前庭神经鞘瘤。该肿瘤是由 Antoni A(狭长双极细胞)和 B 纤维(松散网状)组成的良性肿瘤,尚无恶变报道。分子生物学证实该肿瘤的发生是由于 22 号染色体长臂上一个肿瘤抑制基因的丢失所致。大多发生于一侧,少数双侧发病,多为神经纤维瘤病的一个局部表现。听神经瘤是颅内常见的肿瘤之一,占 8%~10%。通常在 30 岁以后出现症状。

一、临床表现

(1) 病史:听神经瘤的病程漫长,自发病到治疗时间平均为数月至十年余不等。

(2) 颅内压增高:非早期症状,多见于大型肿瘤,尤其是伴有脑积水的患者。表现为视盘水肿、头痛加剧、呕吐等。

(3) 局部神经功能障碍:多数表现为耳鸣、耳聋和平衡障碍"三联征",或合并相邻脑神经受肿瘤影响产生相关症状体征。

1) 耳蜗及前庭神经症状:① 通常为高音频耳鸣。② 进行性听力丧失,多数出现在高音频区,伴有语言分辨能力下降。③ 感觉性听力丧失。④ 眼球震颤。

2) 三叉神经功能障碍:表现为耳、面部麻木,也有早期出现面部疼痛,之后出现麻木。

3) 面神经功能障碍:患侧周围性面瘫和味觉改变。

4) 外展神经功能障碍:少见,复视,患侧眼球内收位,外展受限。

5) 第Ⅸ、Ⅹ、Ⅺ脑神经功能障碍:表现为声音嘶哑、饮水呛咳和吞咽困难等。

6) 小脑体征:步态不稳,患侧共济失调。

7）脑干症状：共济失调、复视、对侧肢体运动和感觉障碍，严重者可出现意识和呼吸障碍。

二、辅助检查

（1）电测听：比较准确的听力检查方法。正常值为 20 dB。听神经瘤为高频听力丧失。

（2）脑干听觉诱发电位：这是目前最客观的检查方法。听神经鞘瘤通常为Ⅰ～Ⅲ或Ⅰ～Ⅴ波潜伏期延长，或除Ⅰ波外余波消失。

（3）听觉反射域及听觉反射消减实验：听觉反射异常提示耳蜗后病变。

（4）眼震电图：正常情况下每侧反应产生率为 50%，如果一侧≤总数的 35%，视为异常。肿瘤起源于前庭神经下支的患者可有正常反应（水平半规管是优势支，为上支分布区）。另外，前庭神经可保留正常功能直到该神经的所有纤维都受累。

（5）温度实验：向外耳道注入冰水测定眼震持续时间，该时间低于标准时间≥1 分钟为异常。

（6）影像学检查

1）头颅 CT 检查（增强）：岩骨的骨窗像有助于了解内听道口及岩骨的破坏情况。少数患者内听道无扩大。与 MRI 相比，CT 的优势在于能够清晰显示骨性解剖结构。

2）头颅 MRI 检查：增强 MRI 是首选的诊断方法，在 T_1WI 上，肿瘤通常呈现为低信号或等信号，增强后则明显表现为高信号。在 T_2WI 上，肿瘤呈现高信号，并且肿瘤周围的水肿也表现为高信号。在 T_1WI 上，肿瘤在增强后会显现为强信号，而囊性部分则不会增强。依据 MRI 表现分为以下各型。

内听道型（Ⅰ型）：肿瘤局限于内听道内，主要影响耳蜗前庭神经，体积较小。MRI 上表现为位于内听道的圆形或卵圆形肿块。

内听道型与小脑桥脑角型（Ⅱ型）：肿瘤从内听道扩展至小脑桥脑角，体积较大，可能开始影响脑干和面神经等重要结构。MRI 能清楚显示肿瘤的扩展范围。

小脑桥脑角型（Ⅲ型）：肿瘤主要位于小脑桥脑角，可能侵犯脑干及周围神经，体积较大。MRI 显示肿瘤占据小脑桥脑角区域，并可能对脑干产生压迫。

大脑桥脑角型（Ⅳ型）：肿瘤扩展至大脑桥脑角，常表现为较大且侵袭性强的肿瘤，可能对脑干、血管等结构造成显著影响。MRI 能显示肿瘤的体积及其与脑干和其他重要结构的关系。

三、治疗

临床观察过程中，应密切关注患者症状的变化及听力状况（通过定期听力检查）。同时，定期进行影像学检查以监控肿瘤的生长情况（通常建议每 6 个月进行一次 CT 或 MRI 检查，持续 2 年；如果肿瘤未见明显变化，可将检查频率调整为每年一次）。若患者症状加重或肿瘤年生长速度超过 2 mm，并且患者身体状况良好时，推荐考虑手术治疗；若患者身体状况较差，则可选择立体定向放射治疗（如 γ 刀）。

（1）放射治疗（可单独使用或作为外科手术的辅助治疗）：包括常规放射治疗和立体定向放射治疗（如 γ 刀、X 刀等）。

（2）手术治疗：听神经瘤显微外科手术治疗的主要目标是实

现肿瘤的完全切除,同时尽可能保留面神经的解剖结构和功能。对于小型听神经瘤,还应尽力保留耳蜗神经的解剖结构及其功能。

1) 手术入路及适应证:① 枕下乙状窦后入路是神经外科中常用且熟悉的一种入路方式。常用的切口包括:倒钩形切口(提供充分的暴露,适用于Ⅰ型到Ⅳ型听神经瘤的切除)、乳突后直切口或"S"形切口(适用于Ⅱ型及部分Ⅲ型听神经瘤的切除)、旁正中切口、马蹄形切口等。② 经迷路入路适用于那些主要局限于内耳道内、几乎不涉及小脑桥脑角的较小型听神经瘤。神经耳科医生通常会选择这种入路进行手术治疗。③ 经颞底硬脑膜外入路(颅中窝入路)仅适用于那些局限于内听道内的小型听神经瘤。

2) 手术操作(枕下乙状窦后入路):① 术前评估枕大池开放困难者,术前腰大池穿刺置管,以便术中引流脑脊液,尤其是大型听神经瘤。② 枕骨的暴露通常从外侧开始,直至乳突,乳突切迹内常可发现一导静脉,术中可以通过电凝处理后离断,颅骨的开口用骨蜡封闭。暴露的上边界为上项线,具体暴露范围依据肿瘤的大小来调整,尤其是中线侧和下方的显露范围。通常情况下,颅骨中线、枕骨大孔及寰椎后弓不需要暴露。对于小型或中型肿瘤,可选择微骨孔入路,暴露上方可达横窦,侧向延伸至乙状窦。如需要更大的侧方暴露,可通过磨开乳突气房来实现,同时骨窗的边缘应使用骨蜡封闭,以减少脑脊液漏出。如果乳突气房开放较大,可以考虑使用腹部脂肪组织进行填充以避免漏液。③ 通过将小脑半球抬起开放枕大池或通过腰大池置管缓慢放出脑脊液以获得手术显露空间。④ 通常首先进行肿瘤囊内减压,常用显微剪刀或超声吸引进行操作。一般选择在肿瘤壁的后方切开肿瘤,这样能最大程度地避免面神经受到损伤。切开之前,可使用电生理监测设备进行刺激,确认选定切开部位是否会引起神经反应,以确保操作的安全性。⑤ 在肿瘤周围的分离过程中,应尽量保持在蛛网膜界面内,以最大程度地保护小脑、脑干、脑神经和血管。岩静脉通常位于肿瘤的上极,尽量保留该静脉是首选。如果必须切除,可以考虑使用电灼进行切断,但需要注意的是,部分患者术后可能会出现小脑肿胀等并发症。⑥ 对于位于内听道的肿瘤,可以通过磨除部分或全部内听道后壁来进行显露和切除。磨除的范围应根据肿瘤的大小及位置,同时结合术前影像学资料来确定。在操作过程中,需要持续冲水以降温,防止热量传导对神经造成损伤。此外,还必须小心避免损伤迷路结构。⑦ 通常情况下,脑神经周围的分离推荐使用钝性方式。然而,在肿瘤壁与神经紧密粘连的区域,建议采用锐性分离,以尽可能减少对神经的牵拉。肿瘤与面神经最为难以分离的区域通常位于内听道口附近。

3) 手术后并发症

脑神经功能障碍:① 面神经,可导致患侧面部的周围性面瘫。② 前庭神经,可导致恶心和呕吐,共济失调可持续存在。③ 第Ⅸ、Ⅹ、Ⅺ脑神经,可表现为声音嘶哑、饮水呛咳、吞咽困难等,严重者甚至出现呼吸困难。④ 耳蜗神经,可出现术前的有效听力丧失、耳鸣、恶性噪声等。

脑干功能障碍:共济失调、对侧肢体偏瘫和感觉障碍、锥体束征等。部分症状将长期存在。

小脑功能障碍:步态不稳、患侧肢体共济障碍等。严重者可导致呼吸骤停。

血管损伤：可导致小脑和脑干的梗死和严重的相关功能障碍。

脑脊液漏：通常发生在术后1周内，但也有可能在术后1年甚至数年后出现。随着内听道的暴露增加，术后脑脊液漏的发生概率也会增高。脑脊液漏可能引发脑膜炎，脑积水也会增加脑脊液漏的风险。脑脊液漏可能通过皮肤切口、鼓膜裂口（即脑脊液耳漏）、经鼻的咽鼓管或咽后壁发生。特别是脑脊液鼻漏，常见的途径有：① 经鼓室气房或咽鼓管，这是最常见的途径。② 经前庭迷路，尤其是后半规管，是最常被磨开的地方，可能通过卵圆窗发生漏液（过度填充骨蜡可能导致此问题）。③ 通过迷路周围小房进入乳突气房。④ 经骨窗部位乳突气房。

脑膜炎：通常表现为术后发热和颈部僵硬，脑脊液检查会发现细胞总数和白细胞计数增加。细菌培养有助于确认炎症类型，但使用抗生素治疗时可能导致培养结果假阴性。无菌性脑膜炎可通过激素治疗有效缓解，而细菌性脑膜炎则需要抗生素治疗。持续腰椎穿刺引流脑脊液可能有助于缓解症状。

4）术后处理

饮食安排：术后前3天应禁食，3天后可开始尝试流食。首次进食需密切观察是否有后组脑神经损伤的表现。若因吞咽困难或呛咳无法进食，应在术后3天内通过鼻饲来提供营养。

药物治疗：术后应给予脱水治疗，并使用糖皮质激素，如甲泼尼龙或地塞米松。特别注意预防消化道出血的发生。

神经功能监测：如果患者术后苏醒延迟或出现意外的神经功能障碍，需立即进行头颅CT检查，排除可能的并发症。

面神经损伤处理：若术后因面神经损伤导致眼睑无法完全闭合，应为患者使用人工泪液（每 2 小时滴 2 滴），并涂抹眼膏。可用胶带将眼睑固定。如面神经完全麻痹，早期恢复的机会较小，术后可考虑进行眼睑缝合。如果面神经断裂，通常可在术后 1～2 个月内进行修复（如舌下神经与面神经的吻合）。若解剖上保留的面神经功能未恢复，并且超过 1 年，仍需考虑进行面神经修复，尽管功能恢复通常不会超过Ⅲ级（按 House&Brackmann 分级）。

脑脊液漏的治疗：部分患者脑脊液漏可自行停止。治疗方法包括：抬高头位；如持续漏，腰大池置管引流，同时给予预防性抗炎治疗，如果伴有明显脑积水，应行分流术；二次手术探查和封堵漏口。

辅助治疗：对未能全切除的肿瘤，术后可行辅助性立体定向放射治疗（γ 刀或 X 刀治疗）。

听神经鞘瘤手术后，患者需要定期随访，以评估面神经和听神经的功能，尤其是对于那些术前能保持一定听力的个体来说，术后听力的变化显得尤为关键。医生应特别留意患者在纯音和语言听力上的恢复情况。

所有患者都应接受定期的影像学检查，如 CT 或 MRI，以监测术后肿瘤的恢复状况及可能的变化。听神经瘤的复发与切除程度密切相关。虽然完全切除手术可以降低复发风险，但在某些情况下，复发仍可能发生，无论是经过部分切除的患者，还是全切除后的个体。复发的时间也不确定，可能在手术后的短时间内出现，亦有可能在多年后再度发生。研究显示，进行次全切除的患者，其复发率大约为 20%。对于复发的病例，可以根据患者的具体情况及肿瘤特征,考虑采用立体定向放射外科治疗(如γ刀或X刀)或再次进行手术干预。

（谢仁炜）

第四节　脑转移瘤

脑转移瘤是指身体其他部位恶性肿瘤经血液或其他途径转移至颅内所致,多见于肺癌、胃癌及乳腺癌等转移。可发生于颅内任何部位,以大脑中动脉分布区如额叶和顶叶常见,转移灶可为单发或多发。多位于额后、顶叶及枕叶的脑皮质及皮质下。灰褐色或灰白色,质地不一,较脆软。切面呈颗粒状,有时瘤内发生坏死,形成假性囊肿,含有液化坏死组织。肿瘤境界清楚,周围脑组织水肿明显。显微镜下显示:肿瘤组织呈浸润性生长,转移瘤的组织形态与原发瘤相似,但假如原发瘤细胞分化较低,则转移瘤可与颅内原发的胶质瘤不易区分。关于脑转移瘤的发病率有增高趋势,发病率增高可能与以下因素有关:① 癌症患者的发病率增高。② 由于有CT及MRI检查手段,中枢神经系统肿瘤的发现率增高。

一、临床表现

有些患者的症状及体征常发展缓慢,根据临床表现难以鉴别肿瘤是原发性还是转移瘤。

(1) 发病年龄与病史:患者多为中老年人,常有恶性肿瘤病史,但亦有病史不明者。某些患者神经系统症状可先于原发部位

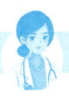

症状。病史较短,病情发展快。

(2)颅内压增高:多因肿瘤的占位效应或脑室系统梗阻导致脑积水所致;表现为头痛(最常见的症状)、恶心呕吐、视盘水肿等。

(3)局灶性神经功能障碍:因肿瘤或瘤周水肿压迫周围脑组织或脑神经受压,如单瘫、偏瘫和脑神经功能障碍等。

(4)癫痫:可为局限性发作或局限性发作继发全面性发作。

(5)精神状态改变:情绪低落、嗜睡、淡漠、朦胧。

(6)肿瘤卒中或短暂性脑缺血发作:肿瘤细胞可堵塞血管;瘤内出血多见于转移性黑色素瘤、绒毛膜癌、肾细胞癌等,部分患者也可以由血小板计数减少引起。

二、辅助检查

(1)系统检查:① X线检查,根据情况选择骨扫描。② 胸、腹部CT检查。③ 腹部B超检查。④ 女性患者应行乳腺、妇科检查,男性患者行前列腺检查。⑤ 甲状腺等部位检查。

(2)头颅CT和MRI检查:这些是确定脑转移瘤的重要手段。表现为大脑半球皮质及皮质下、丘脑和小脑的多个或单个类圆形病灶,呈低密度或略高密度;肿瘤周边水肿明显,呈指状或棕榈叶状低密度区,顶叶尤为显著,水肿范围与瘤灶大小不成比例;瘤内可见出血高信号和液平;注药后多发结节多呈均一强化,较大病灶可呈环状强化,中心坏死区不强化。钙化少见。MRI比CT更敏感,尤其是对颅后窝病变(包括脑干)定位更明确。CT上单发性转移患者约有20%在MRI上可见多发病灶。

三、治疗

（1）手术治疗：① 单发病变较大的单发孤立的转移瘤，占位效应明显，伴有颅内压增高，已对患者生命构成威胁。② 多发病变尽管是多发转移灶，但比较集中，转移部位允许手术，患者一般情况较好，家属积极要求手术者。全身转移或神经功能缺失严重，患者情况比较差者不宜手术。

（2）立体定向活检：下列情况一般不建议手术而可考虑立体定向活检。① 位于脑深部（如丘脑）的可疑病变（手术切除可能造成严重并发症）。② 患者一般情况差，或伴有严重系统性疾病而不适合外科手术治疗。③ 原发病灶未能很好控制的活动性或全身播散性疾病。④ 多发小病灶。⑤ 明确诊断。⑥ 患者要求。

（3）放射治疗：① 一般术后建议行全脑放射治疗。不考虑手术的患者，激素及放射治疗可缓解头痛，约50%的患者症状有所好转。常用剂量为30 Gy,2 周内分 10 次进行。同时在放射治疗前给予激素治疗，预防放射性脑水肿。② 对全脑放射治疗敏感的肿瘤包括：小细胞肺癌、生殖细胞瘤、淋巴瘤、白血病、多发性骨髓瘤等。其他肿瘤如肺大细胞癌和恶性黑色素瘤对放射治疗不敏感。③ 预防性脑放射治疗尤其是来自肺的脑转移瘤切除后，预防性脑放射治疗可以减少复发，对生存期无明显影响。④ 转移灶不超过 3～4 个，单病灶直径不超过 3 cm 者，考虑做 γ刀或 X 刀。

（4）化学治疗：如果患者不接受手术治疗，化学治疗可作为辅助治疗之一。如影像学检查发现颅内多发小细胞癌脑转移灶，首选治疗采用放射治疗加化学治疗。注意化学治疗的不良反应。

(5) 其他药物治疗：① 抗癫痫药物,幕上肿瘤术后预防或原有癫痫发作的患者,颅后窝肿瘤术后通常不需要。② 糖皮质激素,有助于缓解脑水肿及由瘤周水肿引起的症状(如头痛)。但症状的缓解效果不是长期的,而且长期使用激素可出现相关不良反应。③ H_2 受体拮抗剂,如雷尼替丁,预防和治疗上消化道溃疡。

(刘宏亮)

第五节　垂 体 瘤

垂体腺瘤简称垂体瘤,是起源于垂体腺组织的一种良性肿瘤,主要发生在垂体前叶(腺垂体),后叶(神经垂体)起源的病例较为罕见。垂体瘤属于内分泌系统肿瘤,其发病率仅次于胶质瘤和脑膜瘤,约占颅内肿瘤的 10%。

垂体瘤多见于 30～40 岁人群,男女患病率相当。根据功能状态可分为功能性(分泌激素并导致相关内分泌症状)和非功能性(激素分泌不活跃或无明显临床症状)两类;根据大小分为垂体微腺瘤(直径<1 cm)、大腺瘤(直径 1～3 cm)、巨大腺瘤(直径>3 cm)。

光学显微镜下分类(按发生率递减排列)：① 厌色性腺瘤,最常见,可分泌催乳素、生长激素或促甲状腺激素。② 嗜酸性腺瘤,分泌催乳素、促甲状腺激素或生长激素。③ 嗜碱性腺瘤,分泌促黄体素、促卵泡激素、β-促脂素或促肾上腺皮质激素。④ 混合性腺瘤,同时分泌多种激素。

分泌产物分类：① 功能性垂体腺瘤，具有分泌功能，根据分泌激素分为生长激素型（巨人症或肢端肥大症）、催乳素型（女性停经-泌乳综合征、男性阳痿等）、促肾上腺皮质激素型（库欣综合征）、促甲状腺激素型（甲状腺毒症）。② 非功能性垂体腺瘤，分泌激素不活跃或无明显内分泌症状，常见类型包括空细胞腺瘤、大嗜酸粒细胞瘤、促性腺激素腺瘤、静止的促皮质激素腺瘤、糖蛋白分泌性腺瘤，其中，前两种类型占内分泌功能不活跃的肿瘤的大多数。

一、临床表现

垂体瘤临床表现可因占位效应或激素分泌异常而复杂多样。

（1）占位效应

1）头痛：多数无分泌功能的腺瘤可有该症状，早期因肿瘤向上扩展鞍隔受牵拉所致，当肿瘤突破鞍隔后症状减轻。而生长激素型腺瘤头痛明显而持久，但部位不固定。

2）视力和视野改变：肿瘤压迫视交叉可导致双颞侧偏盲，严重者失明。

3）垂体功能低下：① 甲状腺功能减退，怕冷、黏液性水肿。② 肾上腺功能低下，低血压、疲倦。③ 性腺功能低下，女性停经、不孕，男性阳痿。④ 尿崩症，非常少见（寻找其他病因，包括下丘脑垂体瘤，鞍上生殖细胞瘤）。⑤ 高催乳素血症，男性性欲降低，女性乳溢。

4）海绵窦相关症状：① 脑神经受压（Ⅲ、Ⅳ、Ⅵ、Ⅶ），包括眼睑下垂、面部疼痛、复视等。② 海绵窦堵塞，包括突眼、结膜水肿等。③ 颈内动脉被肿瘤包裹，可致轻度狭窄，但完全堵塞罕见。

(2) 内分泌表现

1) 催乳素增高：导致女性患者停经、乳溢综合征，男性患者阳痿及无生育功能，以及骨质丢失。

2) 促肾上腺皮质激素增高：内源性高皮质激素血症（库欣综合征）。纳尔逊综合征：库欣综合征行肾上腺切除的患者中有10%～30%出现色素沉积过多（通过促黑色素激素与促肾上腺皮质激素之间交叉反应）。

3) 生长激素增高：导致成人肢端肥大，表现为手、足增大，脚后跟增厚，前额隆起，巨舌，高血压，软组织肿胀，周围神经卡压综合征，头痛，出汗过多（尤其是手掌）及关节痛；25%的肢端肥大患者出现甲状腺肿，但化验正常。儿童（在骨骺闭合前）生长激素水平的升高可导致巨人症。

4) 促甲状腺素增高：甲状腺毒症。

5) 促性腺激素：通常不引起临床症状。

二、辅助检查

(1) MRI检查：影像学是首选检查方法。通常情况下神经垂体在T_1像表现为高信号，通过MRI可了解肿瘤与脑池、海绵窦、颈内动脉、第三脑室的关系。对微腺瘤的诊断更有意义，75%的患者T_1像表现为低信号，T_2像表现为高信号（25%的表现不典型与上述情况相反）。强化时间依赖性很强，MRI必须在注药后5分钟成像才能显示微腺瘤。最初正常垂体组织增强（因无血-脑屏障），约30分钟肿瘤同样增强。垂体柄的移位也提示垂体微腺瘤，正常垂体柄的厚度相当于基底动脉的直径。垂体柄增厚通常不是肿瘤。

(2) DSA 检查：主要用于除外鞍内动脉瘤（现一般行 MRA、CTA 等筛查）。还可用于经蝶入路肿瘤切除颈内动脉鞍旁段定位。

(3) CT 检查：对骨性结构如蝶鞍破坏、蝶窦气化情况等有更高敏感性。

(4) 视觉诱发电位：辅助判断视路受损程度。

(5) 实验室检查：① 血浆激素水平检测（催乳素、生长激素、促肾上腺皮质激素、促甲状腺素）。② 动态激素抑制或刺激试验（如地塞米松抑制试验）。

三、治疗

1. 手术治疗

(1) 适应证

1) 确诊催乳素瘤且催乳素水平＜500 ng/mL，外科治疗可能纠正催乳素；催乳素＞500 ng/mL 且药物治疗不能控制肿瘤生长（由于术前催乳素＞500 ng/mL 的肿瘤，术后催乳素水平恢复正常的概率较低，因此应首先试用单纯的药物治疗），治疗效果应在术后 4~6 周内出现。外科手术后继续药物治疗可纠正催乳素水平。

2) 原发性库欣综合征：药物治疗的长期效果不理想。

3) 肢端肥大：多数患者建议将外科手术作为首选治疗。

4) 大腺瘤：① 催乳素瘤，如无急性发展，溴隐亭治疗后瘤体可显著缩小。② 非催乳素瘤，由于体积大导致的占位效应所引起的症状。③ 将视交叉向上抬高的非催乳素的大腺瘤，即使没有内分泌异常或视野缺损，但视觉结构可能会受到损伤。④ 急

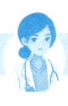

性和迅速的视力或其他神经功能恶化。失明通常需要急诊手术减压，通常采用开颅手术，但经蝶手术减压也可获得满意效果。⑤ 对有疑问的病例，手术获得组织用于病理诊断。

（2）手术操作：① 内镜经鼻蝶入路常为首选入路，创伤小（蛛网膜外入路，无瘢痕，无需牵拉脑组织），手术时间短。适用于肿瘤主要位于鞍内，向下（蝶窦）发展，或向鞍上生长伴鞍膈孔明显扩大（肿瘤无明显"卡腰征"），未向蝶鞍两侧发展者。尤其是微腺瘤。② 术中脑脊液漏处理：将疝出的蛛网膜囊经鞍隔孔回纳，取大腿外侧自体脂肪筋膜，填充于鞍底硬膜下，鞍底硬膜瓣复位，并缝合，硬膜外胶水黏合，鼻腔黏膜瓣覆盖创面，碘仿纱布填塞鼻腔（术后保留7～10天），腰大池外引流（术后7～14天）。

（3）术后处理

1）经蝶入路术后，由于鼻咽部渗血渗液，为防止误吸，故仍需保留气管内插管2～3小时，待患者完全清醒后，方可拔除气管内插管。

2）术后当日应严密观察并控制患者的尿量。若尿量超过250 mL/h，持续1～2小时，尿比重低于1.005，可诊断为尿崩症。应注意补充丢失的液体，如果丢失的速度太快，静脉或口服补充难以跟上时（如>300 mL/h，持续4小时，或>500 mL/h），尿比重如果<1.005，应给予血管加压素，肌内注射垂体后叶素5～10单位，抗利尿作用可达4～6小时，也可口服醋酸去氨加压素片。请注意，血管加压素药物应从最小剂量开始，防止患者因对药物敏感导致闭尿。如果术中输入大量液体，术后患者也可出现多尿，所以不能仅根据尿量增多即决定用药，还应结合尿的颜色、尿比重等。有条件应同时监测中心静脉压，结合尿量来指导补液量。

3）术后药物治疗：① 抗生素预防感染。② 术后需要补充类固醇激素,直至有足够的内源性激素产生,尤其是库欣综合征。地塞米松与氢化可的松相比,其水钠潴留作用较明显,建议使用氢化可的松,可采用下列方法之一：a. 氢化可的松 50 mg,肌内注射或静脉给药,每 6 小时一次；术后第二天改为泼尼松 5 mg,口服,每 6 小时一次；一天后改为 5 mg,每日 2 次,术后第 6 天停药。b. 氢化可的松 50 mg,肌内注射或静脉或口服,每日两次,然后每日减量 10 mg 至停药。③ 抗癫痫药物如卡马西平、苯妥英钠、丙戊酸钠等,至少服药 3～6 个月,如无发作方可考虑逐渐减药和停药；若有发作,应继续服用 1～2 年,然后逐渐减量和停药。服用时间越长,减量过程应越长。服用期间应注意监测血药浓度和药物副作用。

4）监测电解质变化,每天至少 2 次。发现异常,及时予以纠正。

5）术后出现异常的视力和视野变化,建议立即行脑 CT 检查除外血肿。

6）鼻腔填塞物：一般术后 3～6 天取出。

7）无论经额还是经蝶术后,均应注意有无脑脊液鼻漏。

8）复查内分泌激素水平,根据检查结果,继续激素的补充或替代治疗。

9）出院时建议患者术后 3～4 个月后门诊复查脑 CT 或 MRI,以及内分泌水平。

2. 放射治疗

放射治疗包括立体定向放射治疗和普通外放射治疗。以下情况考虑放射治疗：① 作为外科手术的替代治疗方法,当患者一般状况差或合并有其他系统疾病,不能承受全麻手术或患者拒绝手术时。② 作为外科手术的辅助治疗方法,复发肿瘤无法再次手术切除且继续长大的患者可考虑放射治疗;若肿瘤巨大,或侵袭性垂体瘤,外科手术切除难度较大时,可考虑于术前进行放射治疗,待肿瘤缩小后再进行外科手术治疗。

在进行放射治疗时,通常会给予总剂量为 40~50 Gy 的辐射,并在 4~6 周内完成治疗。这种治疗可能会对周围的正常垂体组织造成伤害,导致 40%~50% 的患者在治疗后 10 年内出现肾上腺皮质功能减退、性腺功能减退和甲状腺功能减退等问题。此外,辐射也可能损害视神经和视交叉,甚至可能导致失明。其他可能的副作用包括嗜睡、记忆问题、脑神经麻痹、肿瘤坏死、出血和脑卒中。如果患者是未婚未育的年轻人,需要特别向患者及其家属解释,放射治疗可能会影响他们的生育能力。

质子束治疗的治愈率及并发症更高。因此,手术切除后不建议常规行放射治疗。每年行 MRI 检查对患者随访。复发者可考虑再次手术治疗。

3. 药物治疗

(1) 多巴胺抑制剂:如溴隐亭(治疗催乳素瘤)。

(2) 长效拟生长抑素类药物:如醋酸奥曲肽注射液(治疗肢端肥大症)。

(3) 5-羟色胺受体拮抗剂:如赛庚啶(治疗库欣综合征)。

(4) 可的松抑制剂:如美替拉酮、酮康唑、米托坦。

(5) 抑制水肿的药物:如甲泼尼龙或地塞米松。

(朱　斌)

第六节　颅内肿瘤围术期护理

一、术前护理

1. 心理护理

肿瘤压迫脑部引起局部症状、颅内压升高所致的症状,以及诊断、治疗等操作,除使患者感到焦虑、恐惧之外,高额的治疗费用、后续治疗、肿瘤复发等均会给患者带来极大的压力。护士可以用以下身份给予患者良好的心理护理。

（1）提醒者:提醒患者家庭成员选择出监护人。监护人是家庭中的主要负责人和决策者,他（她）能了解患者的要求,必要时能代替患者做出决定,能为患者说话。

（2）指导者:帮助监护人了解患者的需求,收集必要的信息以做出决策。比如:"什么是最好和最差的情况？""手术后会有什么后遗症？会对日常生活产生什么影响？""还有其他治疗方法可以选择吗？都有什么优缺点？"

（3）支持者:当患者或者监护人做出任何决策,护士都应该给予支持,并帮助将决策内容与其他医务人员及患者的家人、朋友分享。

2. 术前评估

（1）基本资料评估:评估患者的一般资料,包括患者的职业、爱好、宗教信仰,是否为孕、产妇等。

（2）身体状况评估:评估患者生命体征、语言沟通能力等。

（3）生活状态评估:劝告患者戒烟酒。指导患者进行有效咳嗽,保持大便通畅,勿用力排大便。了解患者睡眠状态,去除影响患者睡眠的不利因素,夜间操作应尽量集中进行,以减少对患者休息的干扰。

(4) 专科评估:评估患者的意识、瞳孔、格拉斯哥昏迷量表评分及肢体活动情况,有无头痛、恶心、呕吐及颅高压症状,有无癫痫病史等。

(5) 营养评估:评估患者的饮食喜好,有无食物过敏史,有无贫血、消瘦、低蛋白血症,根据病情给予营养丰富、易消化饮食,对于不能经口进食者给予肠内营养或静脉补充营养。

(6) 饮食评估:因后组脑神经麻痹有呛咳、吞咽困难者,需先进行饮食评估。饮水试验是一种判断患者有无吞咽困难的床旁评估方法。评估前判断患者咳嗽反射,如咳嗽反射敏感,先予3~5 mL 水漱口清洁口腔;再予3~5 mL 水试吞咽,如试吞咽过程中未发生呛咳,开始进行功能评估。评估中患者取半坐位,予饮水30 mL,观察患者的饮水经过,以判断吞咽功能情况。评估结果见表4-5。筛查结果为Ⅰ级者可以正常进食,筛查结果为Ⅱ级者,可以从口腔缓慢进食,进食过程需要严密观察有无呛咳。筛查结果为Ⅲ级及以上者,需要留置胃管,予以鼻饲饮食。

表4-5 饮水试验

分级	表现	评估
Ⅰ	1次喝完,无呛咳	正常
Ⅱ	分2次以上喝完,无呛咳	可疑
Ⅲ	能1次喝完,但有呛咳	异常
Ⅳ	2次以上喝完且有呛咳	异常
Ⅴ	常呛咳,难以喝完	异常

(7) 基础疾病评估：评估患者的既往史，有无高血压、糖尿病、心脏病等，以及用药史、药物过敏史。

(8) 安全评估：评估患者有无跌倒、坠床或压疮，有无自行拔管、自伤或伤人、走失等危险因素。

(9) 出院计划评估：评估患者及家属对住院及出院后的期望。

3. 饮食指导

给予营养丰富、易消化的食物。对于存在营养不良、脱水、贫血、低蛋白血症等情况的患者，遵医嘱适当输液、输血。对于不能进食或因后组脑神经麻痹有呛咳者，应遵医嘱予以鼻饲流质、输液。早期留置胃管不仅可以及时补充营养，同时可以监测消化道出血并及时处理。对于术后病程较长的患者应定时测体重，因为体重的变化是反映身体营养状况的一个重要指标。纠正水、电解质紊乱，改善全身营养状况。

4. 体位指导

颅内压增高的患者，应抬高床头 15°～30°，有利于静脉回流，降低颅内压。

5. 呼吸道准备

术前 2 周戒烟酒，以减少对呼吸道的刺激。

6. 术前病情观察

术前严密观察病情变化，观察有无生命体征及意识状态的改变，有无颅内高压的症状、神经功能障碍及内分泌功能紊乱的症状等。患者勿剧烈咳嗽、用力排便，防止颅内压增高。

7. 安全的护理

肢体无力或偏瘫者需加强生活照料，防止跌倒或坠床；有语言、视力、听力障碍的患者,需加强生活护理;防止因颅内压增高引起头晕、复视、意识模糊、一过性黑蒙、神志淡漠或躁动、癫痫发作等。护士要针对不同情况采取相应措施,防止意外发生。

8. 术前教育计划

对于计划进行唤醒手术的患者,由于唤醒手术的特殊性,需要患者术前有足够的心理预期及极高的配合度。具体措施包括入院时以图文资料加讲解的形式向患者介绍唤醒手术概况。术前观看唤醒手术及配合要点的视频教程,告知术中可能出现的不适,解答患者疑虑;并对患者进行图片命名、语言、计算等方面的训练等。

9. 皮肤准备

开颅术:患者术前 1 周每日洗发,保持头部清洁,术日晨或手术室内剃头,检查头部皮肤有无损伤。局部剃发患者,术前连续 3 天用含抗生素的洗发液清洗头发,在手术室用医用电动备皮器推除手术切口周围 3 cm 毛发。

垂体瘤:经眶手术患者清洗术侧的眉毛,经鼻蝶窦入路患者,术前 1 天要清洁鼻孔并剪除鼻毛。

10. 术前饮食

无胃肠道动力障碍患者术前 6 小时禁食固体饮食,术前 2 小时禁食清流质。若患者无糖尿病病史,推荐术前 2 小时饮用 400 mL 含 12.5% 碳水化合物的饮料,可减缓饥饿、口渴、焦虑情绪,降低术后胰岛素抵抗和高血糖的发生率。

11. 术前准备

遵医嘱配血或自体采血,以备术中用血;遵医嘱准备术中药物;测量患者生命体征,如有异常或发生其他情况,及时与医生联系；准备患者病历、CT 及 MRI 等影像资料，以便带入手术室；责任护士及手术室工作人员共同核查患者姓名、住院号等信息及交接药物、影像资料等，并护送患者入手术室。

二、术后护理

1. 体位

无特殊禁忌证患者术后可抬高床头 15°～30°，以利于颅内静脉回流，降低颅内压。幕上肿瘤患者术后第 1～3 天以半卧位为主，适当增加床上活动；3 天后可在搀扶下适当屋内活动。幕下肿瘤患者应注意保持头、枕、肩在同一水平线上，避免颈部扭曲，活动循序渐进。给予躁动不安者保护性约束，并加以床栏。经鼻蝶手术患者手术后平卧 2～3 天，术中有脑脊液漏者应平卧 7 天。颅颈交界处肿瘤手术患者翻身时应注意保持头部与身体同时转动，避免颈部扭曲致脑干、椎骨移位，影响呼吸中枢，出现呼吸功能紊乱。翻身时可戴颈托。

2. 饮食与营养

术后 6 小时内禁食、禁饮，6 小时后酌情给予流质，以后逐渐改为半流质、普食。提供均衡的饮食，保证营养摄入。对于术后昏迷、吞咽困难、进食呛咳患者，遵医嘱给予鼻饲饮食或肠内营养。对于术后病程较长患者应定时测体重，因为体重的变化是反映身体营养状况的一个重要指标。

3. 术后病情观察

（1）密切观察病情变化，定时监测患者的意识、瞳孔、血压、脉搏、呼吸、格拉斯哥昏迷量表评分并记录。必要时还要监测中心静脉压和颅内压。若患者出现意识由清醒转入昏迷，双侧

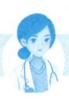

瞳孔大小不等、对侧肢体瘫痪、血压升高、脉搏和呼吸减慢等，提示有发生颅内血肿或水肿的危险，应立即通知医生，并做好抢救准备。

（2）肿瘤切除手术后，特别是肿瘤在小脑、延髓等部位时，由于肿瘤切除时的牵拉，以及术后的水肿、缺血等对呼吸中枢的影响，会导致呼吸功能紊乱，主要表现为呼吸频率和节律变化，或突然出现呼吸停止，故应密切观察，及时处理。

（3）监测体温的变化，及时纠正发热或低温。高热患者应注意水、维生素的补充，维持电解质代谢和酸碱平衡。如术后 3～5 天出现体温升高，应注意切口、肺部及泌尿系统有无感染，以区别中枢性高热和感染性高热，有利于对症处理。

4. 疼痛护理

术后患者若主诉头痛，应了解和分析头痛的原因、性质和程度，遵医嘱给予镇痛、脱水药物或非药物治疗。提供患者安静舒适的环境。

5. 呼吸道护理

保持呼吸道通畅，及时清除分泌物。观察患者是否有呼吸困难、烦躁不安等呼吸道梗阻的情况，定时协助患者翻身、拍背，必要时按医嘱给予雾化吸入。呕吐时头转向健侧以免误吸，防止肺部感染。

6. 伤口护理

术后应密切观察切口渗血、渗液情况，保持伤口外敷料清洁干燥，发现潮湿污染时及时通知医生更换。经鼻蝶内镜手术患者，术后约 48 小时取出鼻腔填塞海绵，给予 2% 呋麻滴鼻液滴鼻。鼻腔内干燥者可用消毒液状石蜡点滴，切勿挖鼻。后鼻腔填塞的碘仿纱条需术后 2 周拔除。做好口腔护理有利于预防颅内感染。

7. 引流管护理

术后患者可留置创腔引流管、脑室外引流管、氧气管、导尿管、中心静脉导管、气管插管等。应严格无菌操作,保持各种管道的通畅,防止外源性感染的发生。

(1) 创腔引流:一般为负压引流管,引流手术创面的血性液体和气体,减少局部积液,遵医嘱给予适当负压。严密观察引流液的颜色、性质、量,若引流液鲜红、黏稠,怀疑活动性出血时,应及时通知医生;若引流液为粉红色水样液,则怀疑为脑脊液,应及时通知医生,遵医嘱调节负压引流的压力。头部导管妥善固定,防止脱落或导管折叠、扭曲和受压使活动度不受限。每天准确记录引流液的颜色、性质、量。

(2) 脑室外引流:是指经颅骨钻孔穿刺侧脑室,放置引流管将脑脊液引流出体外的医疗措施,通过脑室外引流可达到降低颅内压的目的。导管处理同"创腔引流"。脑室外引流时间一般不超过 5~7 天,过久引流易引起颅内感染。注意事项如下:① 患者取平卧位,保持安静。对意识不清、躁动不安、有精神症状者和小儿患者,应予约束,防止患者自行拔除引流管而发生意外。② 脑室外引流装置高度应距侧脑室前角水平 7~15 cm 或遵医嘱,而不论患者处于平卧位或半卧位。脑室外引流早期要特别注意引流速度,切忌引流过快、过多。因患者原处于颅内高压状态,骤然减压会使脑室塌陷,导致硬脑膜下血肿;对于颅后窝占位性病变者,幕下压力本已偏高,幕上压力骤然降低,小脑中央叶可向上疝入小脑膜裂孔,发生小脑膜裂孔上疝等严重并发症。创腔引流管的高度应低于头部。③严格保持整个引流装置及管道的清洁和无菌,各接头处应用无菌敷料包裹。④保持头部创口或穿刺点敷料干燥,如发现敷料潮湿,应通知医生及时更换。⑤成人脑脊液生成速度为 0.35 mL/min,每天约生成 500 mL,因此每天引流量不宜超过 500 mL。正常脑脊液无色、透明、无沉淀,术后1～2天脑脊液可略呈血性,以后转为橙黄色。若术后脑脊液中有大量鲜血或术后血性脑脊液的颜色逐渐加深,常提示有脑室内出血,应及时通知医生处理。如引流液呈暗红或鲜红色,为脑室出血;如引流液由清亮变浑浊,或毛玻璃样,有絮状物,考虑为脑室内感染,应定时送引流液做脑脊液的常规、生化及细菌培养。⑥定时巡回观察引流管是否通畅。引流管不可受压、扭曲、成角、折叠。如发现堵塞,应及时通知医生处理。⑦拔管前1天,可试行抬高引流袋或夹闭引流管,以便了解脑脊液循环是否通畅,颅内压是否有再次升高的情况。夹管后初期应密切观察,如患者出现头痛、呕吐等颅内压增高症状,应立即开放关闭的引流管,并通知医生。拔管后应观察伤口有无脑脊液漏,伤口敷料有无渗血、渗液。如有异常,及时通知医生。

(3)腰大池置管持续引流:妥善固定引流装置,腰椎穿刺持续引流管高度为引流管滴管滴口处距腰椎管水平上方3～4 cm或遵医嘱,引流袋低于腰椎水平。搬动或转运患者前先夹闭引流管,搬运结束后及时开放引流装置。改变体位后,由医生重新调节引流管高度。保持引流管通畅,不可扭曲受压。保持穿刺点及各个接口处的敷料干燥,如有潮湿,及时通知医生。观察引流液的色、质、量,如有异常及时通知医生。拔管前遵医嘱抬高引流管高度或夹闭引流管,同时密切观察患者有无发热、头痛及呕吐等颅高压症状。若出现上述症状，立即降低引流管高度或开放引流，并通知医生。拔管后观察伤口有无脑脊液漏。

8. 术后并发症的观察和护理

（1）颅内出血：颅内出血是颅脑手术后最危险的并发症，多发生在术后 24~48 小时内。患者往往有意识的改变，表现为意识清醒后又逐渐嗜睡或烦躁、反应迟钝，甚至昏迷。大脑半球肿瘤手术后出血常有幕上血肿表现，或出现小脑幕切迹下疝征象；后颅窝肿瘤手术后具有幕下血肿的特点，常有呼吸抑制甚至枕骨大孔疝表现；脑室内肿瘤手术后可有高热、抽搐、昏迷及生命体征异常。出血以术野及其邻近部位最多见，其次为同侧颅腔或对侧颅腔，有瘤床出血、脑内出血、脑室出血、硬膜外血肿、硬膜下血肿等；术野远隔部位出血少见。术后应密切观察患者的意识、瞳孔、格拉斯哥昏迷量表评分、生命体征、肢体活动的变化，如有异常及时通知医生，做好行急诊 CT 检查及手术的准备。

（2）脑水肿：一般在术后 5 小时出现，48~72 小时达到高峰，维持 5~7 天后逐渐消退，20~30 天可恢复正常。也可能进行性加重，继发脑疝，危及生命。患者可术后出现头痛、呕吐等颅高压症状，出现不同程度的意识改变。术后清醒后 1~2 天出现意识状态进行性下降，如烦躁、淡漠、迟钝、嗜睡，甚至昏迷及发生术后癫痫等。若出现上述临床表现，应根据不同病因，积极给予相应处理。如按医嘱给予甘露醇、呋塞米、白蛋白等脱水药物脱水治疗，或按医嘱采取脑脊液外引流、脑室腹腔分流、去骨瓣减压等手术治疗。术后应密切观察患者病情变化，避免增高颅内压的因素。抬高患者头部 30°~45°，保持颅内静脉通畅和良好的脑部血供。保持呼吸道通畅。

(3) 体温调节异常：为手术时下丘脑损伤所致。中枢性高热患者表现为高热持续不退，应积极给予物理降温，必要时遵医嘱给予常温治疗。少数患者也可表现为体温不升呈危重状态，预后不佳，需警惕，做好保暖工作的同时预防烫伤。

(4) 尿崩症：为肿瘤全切除或根治性次全切除时损伤垂体柄所致。肿瘤的切除程度与颅咽管瘤术后尿崩症的发生有关。

1) 遵医嘱观察记录 24 小时出入量及每小时尿量：当尿量增多（尿量>250 mL/h，连续 2 小时）、尿相对密度明显改变（尿比重<1.005 及尿色变浅）时，应警惕尿崩症的发生。排除引起多尿的因素，如脱水剂的应用，大量饮水、过量、过快补液等导致尿量增多。应及时报告医生，遵嘱给予口服或注射去氨加压素控制尿量，永久性尿崩症患者可给予鞣酸加压素深部肌内注射。按医嘱定时监测电解质、血、尿渗透压及体重。注意患者出现的脱水症状，一旦发现及早补液。

2) 指导口服补液：选择含钾、钠的饮料，如橙子、香蕉或鲜榨果汁。禁忌摄入含糖高的食物，以免血糖升高，产生渗透性利尿，使尿量增多。饮水中加入少量食盐。

3) 根据医嘱使用药物控制尿量：去氨加压素是治疗术后尿崩症的首选药物，一次 1~4 mg，一日 1~2 次。应注意少尿、无尿和低钠血症的观察；垂体后叶素的半衰期短，使用过程中会出现腹痛、腹泻、血压升高等症状；鞣酸加压素因起效慢、剂量不易控制、用量大会造成水中毒等原因，临床已极少使用。抗利尿药物使用过量或对药物敏感的患者均可能导致少尿或无尿，因此，在使用过程中需关注尿量、水及电解质平衡和外周循环的稳定，必要时监测中心静脉压。

(5) 术后癫痫：有文献报道，胶质瘤术后癫痫的发生率为20%。术后应观察有无癫痫发生，有癫痫病史的患者禁止测口腔体温，应测腋下体温。避免各种诱发癫痫的刺激。注意患者的安全，按医嘱定时给予抗癫痫药物。

(6) 术后感染：神经外科患者发生感染说明宿主防御、细菌致病力及术中细菌种植这三者平衡的打破。优化术中防御，重视感染高危因素的预防，规范外科操作和有效管理术后切口是正确预防神经外科术后感染的基本手段。

1) 术前优化患者的营养状态：补充ω-3脂肪酸、精氨酸、谷氨酰胺及核苷酸在临床试验中已被证明能够提高手术患者的免疫力。营养过剩的患者皮下脂肪过厚，可能增加手术难度，延长手术时间，还可使组织灌注受损。另外，肥胖者的糖尿病发病比例较高。肥胖也可能通过与剂量无关的方式阻碍预防性应用抗生素的组织渗透，限制了其在预防术后感染中的疗效。改善营养过剩也被证明能够减少手术感染并发症。术后血糖升高直接损害中性粒细胞和树突状细胞的功能，因此术后有效控制血糖升高可减少感染的发生。

2) 规范围术期的操作与护理：① 患者的皮肤准备，研究结果表明，剃头与否或剃发多少并未降低手术伤口感染的风险，但有证据表明，相比使用电动剪刀装置，使用剃刀会增加外科伤口感染率，这可能与剃刀损伤表皮组织有关。因此，不建议使用剃刀去除掉神经外科患者的头发。② 患者与手术医生的皮肤消毒：患者的皮肤准备和外科医生皮肤消毒对于减少微生物负载非常重要，许多高质量的研究数据证实，患者皮肤消毒确实有效，而氯己定乙醇溶液优于聚维酮碘。有研究推荐将两者联用，可以完全杀灭皮肤生物,有效减少术后感染的发生。③ 手术室的环境条件:手术室应保持室内温度 20～25℃,相对湿度 40%～60%。手术室空气中也含有雾化微生物,所以应例行清洁手术放大镜、头灯、手术显微镜和其他手术设备。在需进行连台手术时,应将手术室关闭自净 20 分钟,这样既能保证空气中细菌含量达到标准要求,又能提高手术室周转率;同时避免频繁开门及人员流动,也是保证手术室内空气质量的重要措施。④ 建议患者术前淋浴:患者术前淋浴可以减少皮肤表面的细菌负载,降低术后感染率。⑤ 加强术后切口护理:严格执行无菌操作,尤其是留置外引流管的患者。另外,尽量避免术后脑脊液漏的发生。⑥ 消毒物品要求:严格检查消毒敷料、器械包装是否密封,是否在消毒期限内。打开一切消毒敷料和器械前必须先安置好患者的体位。

3) 预防性抗生素的应用:目前多主张采用围术期用药,包括术中和术后 48 小时内用药。① 抗生素在切皮前使用可以减少手术部位感染的风险,它的有效覆盖时间应包括整个手术过程至手术后 4 小时。因此,建议长时间(＞3 小时)的手术应重复抗生素使用,保持抗生素在组织内部的抗菌作用。术中出血较多(＞1 500 mL),也会降低抗生素的药物浓度,应重复用药。② 存在术后感染高风险因素的患者可以沿用术中使用的抗生素,直至术后 24～48 小时停药。

4) 药物治疗:药物治疗是神经外科术后感染的首选及核心治疗。

5) 脑脊液引流的治疗:脑脊液引流常采用反复腰椎穿刺放脑脊液及腰大池置管引流两种方式。临床上采用后者较多,其优点在于:① 可引流出脑脊液中大量的病原菌渗出物及炎性因子,加速病原菌清除。② 能及时、彻底地引流炎性脑脊液,加速脑脊液循环,防止室管膜及蛛网膜下隙粘连,减少脑积水的发生。③ 可随时行脑脊液细胞学检查,动态观察脑脊液变化。④ 降低颅内压,减少切口局部脑脊液漏的机会。建议拔管后继续应用抗感染药物 1～2 周以上,防止感染复发。

6) 全身支持治疗：中枢神经系统感染具有病程长、病情重的特点,并且患者处于高消耗状态,应及时给予全身营养支持治疗,以维持水、电解质平衡,积极防治其他系统并发症等。

(7) 视力、视野障碍加重：视力、视野障碍是鞍区肿瘤压迫视神经的结果,也可能是手术时牵拉视神经而加重视神经的损伤,常为单侧。应做好解释工作和心理安慰,遵医嘱给予神经营养药物。同时做好生活护理,将生活用品放置在患者视力好的一侧,以方便拿取,防止碰伤或烫伤。

(8) 水、电解质平衡紊乱：一般因下丘脑功能失调及尿崩症所致,少数由手术后患者进食过少所致。术后常规监测出入液量、血电解质及血、尿渗透压。有尿崩症表现或电解质异常的患者需每天测定血钠、血钾和血糖,及时补充水和电解质。患者因下丘脑受累,致使抗利尿激素分泌过多引起,此现象称为抗利尿激素分泌失调综合征,患者表现为口渴、神志恍惚、小便量不增加。治疗以限水为先。注意补钠速度不宜过快,以免引起脑桥中央髓鞘溶解症,造成脑损害,甚至死亡。对高钠血症的患者,血钠 150～160 mmol/L 时以限制钠的摄入为主,进食低盐饮食。血钠＞160 mmol/L 时,除严格限钠外,每天饮用 150～200 mL 蒸馏水 4～6 次。护士须及时了解电解质检查结果,主动向医生报告危急值。对于血钠异常的患儿,要注意有无低血钙引起的局部

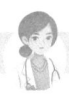

或全身肌肉抽搐，与癫痫相区分。

（9）糖代谢紊乱：常见于大型垂体瘤术后。轻者仅表现为尿糖增加、血糖升高，重者表现为多饮、多尿。按医嘱定时监测血糖，一旦出现血糖增高，及时通知医生，给予低糖或无糖饮食，补液中少用葡萄糖或用胰岛素中和。

（10）脑脊液鼻漏：多因手术中鞍膈破损所致。术后应注意观察患者鼻腔有无不明原因的清水样液体流出或苦涩液体自鼻腔流入口腔。出现脑脊液漏时可嘱患者平卧或患侧卧位，借重力作用使脑组织与撕裂脑膜处紧密贴附，以利自行闭合。不能愈合者，可行腰大池置管持续体外引流。保持鼻腔局部清洁，严禁堵塞，任其流出，禁冲洗、滴药，避免用力咳嗽、擤鼻涕，禁从鼻腔吸痰或插胃管，以免细菌逆行入颅内而造成感染。经上述处理不愈者，需做脑脊液漏修补术。

（11）急性脑积水：手术中脑过度牵拉等原因引发术后急性脑肿胀，可压迫中脑导水管，导致第四脑室闭塞而引起急性脑积水，在术后3～5天最易发生。表现为精神差、意识障碍进行性加重、颅内压明显增高、脑疝形成等。尽早行脑室外引流术以缓解颅内压增高和积水是主要治疗方法。需加强观察，做好相应护理。

（12）小脑性缄默：是一种少见的术后并发症，其发生率占后颅肿瘤术后并发症的6％～8％。患者神志清楚，沉默无语，同时还出现情绪不稳、高音调的哭声、肌张力减退及共济失调等症状。这种情况下，护士应主动与其打招呼，告诉患者目前状况是暂时的，给予患者积极正向的激励。协同心理治疗师或语言治疗师，帮助患者进行心理舒缓及语言发音锻炼，通过语言诱导、图片、肢体动作、表情等刺激患者应答。

（13）吞咽障碍：在进行吞咽评估后指导患者进行基础训练和摄食训练。基础训练包括口唇运动、舌部运动、咀嚼肌运动及空吞咽运动等。在患者熟练掌握基础训练，进行连续空咽后，可尝试唾液吞咽实验。在患者舌上给水 1 mL，若能在 30 秒内吞咽 3 次，表示患者的吞咽功能较前有所提高，则可以开始摄食训练。摄食训练需根据患者的营养状况和膳食摄入量制定个性化康复训练计划。

（14）眼睑闭合不全：术后面神经、三叉神经损伤患者，易发生眼睑闭合不全和角膜感觉丧失，处理不当易造成角膜溃疡，严重者有造成失明的风险。2002 年，澳大利亚循证卫生保健中心（JBI）系统提出 4 项护理干预策略：清洁眼部、防止眼部干燥、促使眼睑闭合、眼部护理流程。患眼的清洁可用无菌生理盐水冲洗或擦拭，人工泪液 2 滴随时或每 2 小时 1 次，可以湿润眼部，贴敷聚乙烯薄膜或水凝胶，必要时遵医嘱应用抗生素滴眼液、眼药膏。长期眼睑不能闭合的患者，忌用眼罩，可缝合眼睑外 1/3。

（15）肺部感染：由于吞咽反射减弱或消失，加之全身麻醉插管刺激，气管黏膜水肿，分泌物不能及时排出，患者易并发肺部感染，好发于术后 1 周左右。意识障碍致咳嗽反射减弱或消失，应用脱水剂致痰液黏稠，均可导致排痰功能降低，是坠积性肺炎的诱发因素。密切观察患者的呼吸状况、保持呼吸道通畅是护理的重点。对于神志清醒的患者，教会其正确的排痰方法，鼓励咳嗽。对于意识障碍者，头部抬高 15°～30°，背部垫软枕，颈部伸展拉直气道以畅通呼吸道，可有效防止误吸。严格掌握吸痰指征，有效吸痰。遵医嘱给予雾化吸入稀释痰液。此外，鼓励患者尽早下床

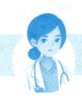

活动也可降低肺部感染发生的风险。

三、放射治疗的护理

（1）常见并发症：放射治疗的急性毒性反应主要是颅内水肿，通常经过一段时间的放射治疗，脱水剂和皮质激素应用后可获得缓解。放射性皮炎主要表现为皮肤红肿、色素沉着、脱皮脱发等，放射性骨髓抑制反应包括疲劳、乏力、嗜睡等。放射治疗结束后 4～12 周可出现亚急性毒性反应，表现为乏力、嗜睡、头痛、恶心、呕吐或神经系统局部症状加重，应及时行影像学检查，以判断是病变进展早期还是假性进展。后期的放射损伤主要是放射性的脑坏死和神经功能的减退，可发生于放射治疗后 6 个月至数年内（2～3 年时为高峰值），表现为感觉及行动障碍、视神经炎、垂体功能低下等；严重时呈现器质性神经精神病，表现为认知能力的障碍或减退。

（2）护理措施：在患者放射治疗期间严密观察病情变化，注意颅高压症状。为防止脑水肿，遵医嘱给予甘露醇及皮质类固醇激素治疗，观察药物疗效及不良反应。放射治疗期间注意保护照射野皮肤，保持局部清洁干燥，保护患者头发。观察术区切口是否有红肿、变黑、坏死等情况。监测外周血白细胞及血小板计数，密切观察有无口腔黏膜、皮下出血等倾向。指导患者进食富含维生素、矿物质、高蛋白食物。定期随访，特别是放射治疗后的半年内需要密切随访。

四、化学治疗的护理

（1）常见并发症：胃肠道功能紊乱，如恶心、呕吐等；口腔黏膜炎,表现为口腔黏膜溃疡、出现伪膜,伴有疼痛、感染、出血,甚至影响进食;出现外周血血小板、白细胞计数减少的骨髓抑制反应;在化学治疗过程中,患者还可出现贫血、过敏、肝及肾损害和脱发等不良反应。

(2)护理措施:预防患者呕吐极为重要,化学治疗期间应鼓励患者进食清淡、营养丰富、易于消化的食物,食物的温度最好是偏凉或接近室温,合理安排饮食比例和时间。餐前30分钟避免进行口腔护理及治疗。治疗前可遵医嘱使用止吐药物。化学治疗期间密切观察口腔黏膜情况,保持口腔清洁,加强口腔护理,可用含有氯己定的漱口液漱口。

五、药物指导

脑膜瘤:抗癫痫药物或者皮质类固醇激素类药物需根据医嘱进行减量或停药注意观察药物不良反应、注意事项,有不适应及时就诊。

垂体瘤、颅咽管瘤:术后患者可能仍然需要各种药物治疗,如激素替代治疗、抗尿崩治疗或抗癫痫治疗等,应详细交代药物的服用剂量,嘱患者勿自行停药或减量。特别是激素药物要严格按照医嘱逐步减量,以免产生反跳现象。同时告知药物可能出现的不良反应及应对措施。

六、康复指导

1. 随访

胶质瘤:建议低级别胶质瘤患者每3~6个月随访1次,持续5年,以后每年至少随访1次。高级别胶质瘤患者在放射治疗结束后 2～6 周应随访 1 次，以后每 1～3 个月随访 1 次，持续 2～3 年，再以后随访间隔时间可适当延长。随访的内容包括：全身情况、认知和精神心理状况、神经系统体征及体格检查、必要的实验室检查、影像学复查，以及对肿瘤引起或治疗相关性的病症进行监测和处理，包括类固醇激素的使用及其不良反应、抗癫痫药物的使用及其不良反应、放射治疗和化学治疗的近期及远期不良反应等。

垂体瘤：一般出院后半年内每月复查内分泌指标，3 个月后复查 MRI 并逐年随访。

颅咽管瘤：术后应定期随访 CT 或 MRI 检查，以及内分泌激素检测。长期随访资料显示，肿瘤复发时间常在术后 2～5 年。复发肿瘤再手术时全切除难度增加，围术期死亡率增加。故早期发现复发是治疗的关键。

2. 康复治疗

中枢神经系统胶质瘤所致中枢神经受损引起的功能障碍包括昏迷、疼痛、癫痫、运动功能障碍、感觉功能障碍、抑郁症、焦虑、言语和吞咽功能障碍、认知障碍、视力障碍、精神障碍、二便障碍、日常活动能力减退、社会参与能力减退和生活满意度低等。康复治疗可有效改善患者的功能和生存质量，方法以个体化方案的综合治疗为主，包括物理治疗、作业治疗、言语治疗、认知障碍治疗、抗痉挛治疗、康复护理、营养支持、娱乐治疗、镇痛、心理治疗和中医学治疗，并可配合相关的药物治疗。

后颅肿瘤手术后患者存在肢体偏瘫、缄默性失语、吞咽障碍、失用性功能障碍等。故手术后应尽早开始各种康复训练，可减轻患者功能障碍的程度，提高患者的生活质量。患者在生命体征稳定48小时后,即可在康复医生的指导下开始进行康复训练。

(1)脑神经受损:脑神经不同程度受损出现吞咽反射消失或减退,软腭运动障碍,声带麻痹而声嘶、舌肌萎缩等。① 伸舌运动:把嘴唇推开,将舌尽力向前、后、左、右、上、下各个方向伸出,并向侧方做主动运动及抗压舌板阻力的抗阻运动;舌上卷上抬的主动运动及抗压舌板阻力的抗阻运动。② 咀嚼肌运动:反复做张口闭口,上、下牙齿互叩及咀嚼运动。早期张口困难者,闭口做磨牙状咬动,分别于三餐饭前进行,每次5～10分钟。③ 软腭上抬训练:早期护士用压舌板压下舌,暴露软腭,用冰冻过的湿棉签在不能主动运动的软腭上迅速地做抚摸动作,然后立即让患者发"啊"等短而尖的声音,以提升软腭,当软腭能主动运动时,让患者用吸管做吸吮动作。④ 喉活动训练:主要是发音与吞咽训练,先利用单音、单字进行训练,让患者发"啊""依""噢"等声音做喉的主动运动。

(2)面瘫:面瘫患者面肌功能康复训练应尽早进行。治疗方法包括面部针灸、超短波理疗等物理治疗,以及面肌功能训练。以下额、眼周、鼻、口周4个部位面肌训练动作可作为在家的训练项目,每天2～4次,每次3～5分钟。方法是:① 额部尽力皱眉、抬眉,不能运动时可在眉的内侧角处加力,协助运动。② 眼部用力闭眼,如不能完全闭合,可用手指加力帮助,紧闭眼与轻闭眼交替进行。③ 鼻孔扩大与缩小鼻孔交替,用力皱鼻,在鼻根处形成皱纹,力量不够时可以用手指帮助。④ 唇部用手指压住嘴角两边,前伸嘴唇,像是在发"E"音;用手指压住嘴角两边,后拉嘴唇,像是在发"E"音。⑤ 运动上唇,做显露上牙龈状动作;运动下唇,做显露下牙龈状动作,此时可感到颈部肌肉的紧张。⑥ 两唇之

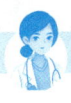

间衔一物,并左右移动及向外拉。

(3)缄默症:缄默症患者训练形式多样化,如文字阅读训练、发音训练、图片发音训练、复述训练、口形模仿等,可选择患者容易接受的交流方式,内容根据患者爱好及习惯制定。进行训练时采用循序渐进教学法或运用刺激法,使患者注意力集中,情绪稳定。在训练过程中,训练患者说出熟悉的常用物品名称及作用,以训练其口语及对话能力,也可应用讲故事、提问、手势语等形式,以提高趣味性。进行语言训练时应循序渐进、反复进行。重视对患者的解释和健康教育,增加患者的舒适感,有利于缄默症患者的康复。

(刘　畅 李　虎)

参考文献

程海霞,沈云,姚瑜,等.神经上皮组织来源的肿瘤[M]//周良辅.现代神经外科学.2版.上海:复旦大学出版社,2015:610-639.

白淑贞.后颅凹肿瘤术后并发症的护理观察[J]河南外科学杂志,2014,20(3):130-131.

柏树令,应大君.系统解剖学[M].北京:人民卫生出版社,2013.

蔡吉,赵慧华,张育红,等.微量泵输注高浓度氯化钾临床应用的护理进展[J].护理学杂志,2012,27(22):93-96.

郎黎薇,神经外科护士临床常见问题与解答[M].上海:复旦大学出版社,2010

郎黎薇,神经外科临床护理实践[M].上海:复旦大学出版社,2013.

刘正言,周良辅.颅内转移瘤[M]//周良辅.现代神经外科学.2版.上海:复旦大学出版社,2015:817-830.

邱炳辉,漆松涛,方陆雄,等.松果体区肿瘤诊治策略的探讨[J].中华神经外科杂志,2014,24(6):574-576.

石卫琳,金煜峰,郎黎薇,等.170例颅咽管瘤的围手术期护理[J].中华护理杂志,2011,46(4):331-333.

杨树源,张建宁.神经外科学[M].2版.北京:人民卫生出版社,2015.

赵曦,李士其.垂体腺瘤[M]//周良辅.现代神经外科学.2版.上海:复旦大学出版社,2015:710-737.

郑思阳,齐辉,尹卫畅.鞍区肿瘤经蝶手术并发脑脊液鼻漏的治疗[J].中国临床神经外科杂志,2015,18(5):271-273.

钟平,周良辅.前庭神经瘤[M]//周良辅.现代神经外科学.2版.上海:复旦大学出版社,2015:641-652.

周良辅.现代神经外科学[M].2版.上海:复旦大学出版社,2015.

Arnaout O, Parsaa T, Post K D. Vestibular schwannomas[M]//Winn H R. Youmans and Winn Neurological Surgery. 7th ed. Philadelphia: Elsevier, 2017: 1142-1154.

Barkhoudarian G, Kelly D F. Pituitary Apoplexy[J]. Neurosurg Clin N Am, 2019, 30(4): 457-463.

Beckers A, Lodish M B, Trivellin G, et al. X-linked acrogigantism syndrome: clinical profile and therapeutic responses [J]. EndocrRelat Cancer, 2015, 22(3): 353-367.

Benson V S, Pirie K, Green J, et al. Lifestyle factors and primary glioma and meningioma tumours in the Million Women Study cohort[J]. Br J Cancer, 2008, 99: 185-190.

Briet C, Salenave S, Chanson P. Pituitary apoplexy[J]. Endocrinol Metab Clin North Am, 2015, 44(1): 199-209.

Cagney D N, Martin A M, Catalano P J, et al. Incidence and prognosis of patients with brain metastases at diagnosis of systemic malignancy: a population-based study[J]. Neuro Oncol, 2017, 19(11): 1511-1521.

Caimari F, Korbonits M. Novel genetic causes of pituitary adenomas[J]. Clin Cancer Res, 2016, 22(20): 5030-5042.

Carlson M L, Jacobj T, Habermanne B, et al. Malignant peripheral nerve sheath tumors of the eighth cranial nerve arising without prior irradiation [J]. J Neurosurg, 2016, 125(5): 1120-1129.

Chen J H, Jian X M, Deng S Y, et al. Identification of recurrent USP48 and BRAF mutations in Cushing's disease [J]. Nat Commun, 2018, 9(1): 3171.

Churi O N, Gupta S, Misrab K. Correlation of preoperative cranial nerve diffusion tensor tractography with intraoperative findings in surgery of cerebellopontine angle tumors[J]. World Neurosurg, 2019, 127: E509 - E516.

Ding X J, Wang Z, Chen D, et al. The prognostic value of maximal surgical resection is attenuated in oligodendroglioma subgroups of adult diffuse glioma: a multicenter retrospective study [J]. J Neurooncol, 2018, 140 (3): 591 - 603.

Goyal P, Utz M, Gupta N, et al. Clinical and imaging features of pituitary apoplexy and role of imaging in differentiation of clinical mimics[J]. Quant Imaging Med Surg, 2018, 8(2): 219 - 231.

Graffeo C S, Perry A, Copeland W R 3RD, et al. Synchronous tumors of the cerebellopontine angle[J]. World Neurosurg, 2017, 98: 632 - 643.

Hemminki K, Tretli S, Sundquist J, et al. Familial risks in nervous-system tumours: a histology-specific analysis from Sweden and Norway[J]. Lancet Oncol, 2009, 10: 481 - 488.

Hernandez-Ramirez L C, Gabrovska P, Denes J, et al. Landscape of familial isolated and young-onset pituitary adenomas: Prospective diagnosis in AIP mutation carriers[J]. J Clin Endocrinol Metab, 2015, 100(9): E1242 - E1254.

Huang X, Xu J, Xu M, et al. Functional outcome and complications after the microsurgical removal of giant vestibular schwannomas via the retrosigmoid approach: a retrospective review of 16-year experience in a single hospital[J]. BMC Neurol, 2017, 17(1): 18.

Huang X, Xu M, Xu J, et al. Complications and management of large intracranial vestibular schwannomas via the retrosigmoid approach[J]. World Neurosurg, 2017, 99: 326 - 335.

Iacovazzo D, Caswell R, Bunce B, et al. Germline or somatic GPR101 duplication leads to X-linked acrogigantism: a clinico-pathological and genetic study[J]. Acta Neuropathol Commun, 2016, 4(1): 56.

Joseph W, Margaret W, Elizabeth BC. Epidemiology and etiology of meningioma. J Neurooncol, 2010, 99: 307 - 314.

Kirchmann M, Karnov K, Hansen S, et al. Ten-year follow-up on tumor growth and hearing in patients observed with an intracanalicular vestibular schwannoma[J]. Neurosurgery, 2017, 80(1): 49 - 56.

Louis D N, Perry A, Reifenberger G, et al. The 2016 World Health

Organization classification of tumors of the central nervous system: a summary [J]. Acta Neuropathol, 2016, 131(6): 803-820.

Marosi C, Hassler M, Roessler K, et al. Meningioma[J]. Crit Rev Oncol Hematol, 2008, 67: 153-171.

Mawrin C, Perry A. Pathological classification and molecular genetics of meningiomas[J]. J Neurooncol, 2010, 99: 379-391.

Nabors L B, Portnow J, Aaluwalia M, et al. Central nervous system cancers, Version 3, 2020, NCCN clinical practice guidelines in oncology [J]. J Natl ComprCancNetw, 2020, 18(11): 1537-1570.

Nayak L, Deangelis L M, Brandes A A, et al. The neurologic assessment in neuro-oncology (NANO) scale: a tool to assess neurologic function for integration into the Response Assessment in Neuro-Oncology (RANO) criteria [J]. Neuro Oncol, 2017, 19(5): 625-635.

Puttemans J, Lahoutte T, D'huyvetter M, et al. Beyond the barrier: targeted radionuclide therapy in brain tumors and metastases [J]. Pharmaceutics, 2019, 11(8): 376.

Ragel B T, Jensen R L. Aberrant signaling pathways in meningiomas. J Neurooncol, 2010, 99: 315-324.

Ramakrishna R, Formenti S. Radiosurgery and immunotherapy in the treatment of brain metastases[J]. World Neurosurg, 2019, 130: 615-622.

Rick J W, Shahin M, Chandra A, et al. Systemic therapy for brain metastases[J]. Crit Rev Oncol Hematol, 2019, 142: 44-50.

Sankey E W, Tsvankin V, Grabowski M M, et al. Operative and perioperative considerations in the management of brain metastasis[J]. Cancer Med, 2019, 16(8): 6809-6831.

Smith M J, Higgs J E, Bowers N L, et al. Cranial meningiomas in 411 neurofibromatosis type 2 (NF2) patients with proven gene mutations: clear positional effect of mutations, but absence of female severity effect on age at onset[J]. J Med Genet, 2011, 48: 261-265.

Tang H, Sun H, Gong Y, et al. Preoperative surgical planning for intracranial meningioma resection by virtual reality[J]. Chin Med J (Engl), 2012, 125: 2057-2061.

Vadivelu S, Sharer L, Schulder M. Regression of multiple intracranial meningiomas after cessation of long-term progesterone agonist therapy[J]. J Neurosurg, 2010, 112: 920 - 924.

Wang D, Xie Q, Gong Y, et al. Histopathological classification and location of consecutively operated meningiomas at a single institution in China from 2001 to 2010[J]. Chin Med J (Engl), 2013, 126: 488 - 493.

Wang J, Garancher A, Ramaswamy V, et al. Medulloblastoma: from molecular subgroups to molecular targeted therapies [J]. Annu Rev Neurosci, 2018, 41: 207 - 232.

第五章

先天性疾病

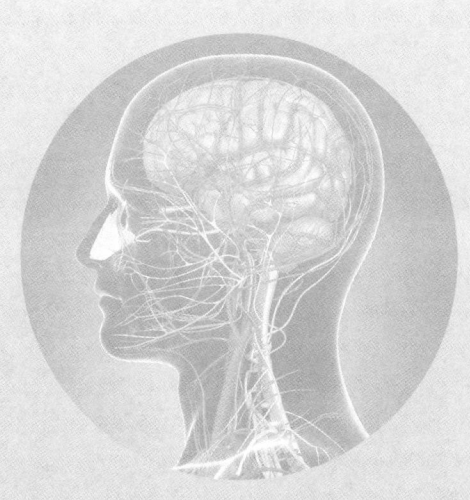

第一节 脑 积 水

脑积水是一种神经系统疾病,指的是脑室系统内脑脊液积聚异常,导致脑室扩大和脑组织受压。这种情况通常是由于脑脊液的产生、流动或吸收发生障碍所引起的。

一、临床表现

影响脑积水临床表现的因素有发病年龄、颅内压力、脑积水部位、起病缓急和病程长短等。

1. 高压性脑积水

(1) 颅缝未闭合的婴幼儿脑积水

症状:喂食困难、易激惹、活动减少、频繁呕吐。

体征:① 头颅增大,出生后数周开始出现,少数出生时头颅就明显大于正常,头颅异常增大,与面颅及身体其他部位的发育不成比例。② 头皮变薄发亮、静脉扩张,颅内压增高导致颅内静脉回流受阻,颅外静脉回流代偿性增加,表现为额颞部头皮静脉扩张。③ 颅缝分离,视诊或触诊可发现颅骨骨缝分离,叩诊头部(额颞顶交界处)可有"破壶音"(麦克尤恩征),严重者可有振动感。④ 前囟扩大、张力增高,前囟饱满、突出,直立且安静时仍不凹陷,其他囟门也有扩大。⑤ "落日征",第三脑室后部的松果体上隐显著扩张,压迫中脑顶盖,导致眼球垂直运动障碍,表现为上视困难(帕里诺综合征),加之眶顶受压,眼球下移,巩膜外露,形同落日。⑥ 单侧或双侧展神经麻痹，由于展神经颅内段较长，容易受到颅内压增高的影响而麻痹，表现为复视、眼球内斜、眼球外展受限。⑦ 肌张力增高，脑室扩大，锥体束受到压迫和牵拉，引起痉挛性瘫痪，以双下肢更明显。

其他症状：早期颅内压增高表现不明显，无视神经盘水肿，但当脑积水严重或进展较快时，可出现视神经盘水肿、视神经萎缩，甚至失明。如病情继续进展，可出现嗜睡、惊厥，甚至脑疝、死亡。少数病例在一段时间后，病情不再进展，头颅不再增大，颅内压也不高，成为静止性脑积水。

(2) 颅缝已闭合的儿童脑积水

症状：头痛（早晨明显）、频繁呕吐、视物模糊、颈部疼痛（提示小脑扁桃体疝）、复视（单侧或双侧展神经麻痹）、行走困难（双下肢痉挛性瘫痪）、智力低下、生长发育迟缓、肥胖等。

体征：① 头颅增大，虽然颅缝已闭合，但慢性颅内压增高也可引起头颅增大。② 麦克尤恩征阳性，头部叩诊有"破壶音"，提示颅骨骨缝又分离。③ 视神经盘水肿，严重者视神经盘水肿伴有视网膜出血，如果颅内压增高得不到治疗，会引起视神经萎缩甚至失明。④ 上视困难。⑤ 单侧或双侧展神经麻痹。⑥ 肌张力增高，双下肢痉挛性瘫痪。

(3) 成人脑积水：① 急性颅内压增高三联征（头痛、呕吐、视神经盘水肿），呈进行性加重。② 颈部疼痛，提示小脑扁桃体疝。③ 一过性黑蒙，为天幕裂孔疝导致大脑后动脉受压所致。④ 上视困难。⑤ 单侧或双侧展神经麻痹。⑥ 进行性意识障碍。⑦ 慢性颅内压增高，头痛、恶心、呕吐均较急性脑积水轻，视神经盘水肿常伴视神经萎缩，导致失明。⑧ 晚期呈去大脑或去皮质强直发作,以及脉缓、血压升高和呼吸深沉(库欣反应),如不及时治疗,常可导致死亡。

2. 慢性脑积水

① 慢性颅内压增高,头痛、恶心、呕吐均较急性脑积水轻,视盘水肿常伴视神经萎缩,导致失明。② 上视困难。③ 单侧或双侧展神经麻痹。④ 视野缺损:扩大的第三脑室压迫视交叉导致双眼颞侧偏盲。⑤ 肌张力增高:双下肢痉挛性瘫痪。⑥ 认知功能障碍、人格改变。⑦ 尿失禁:提示额叶功能受损。⑧ 内分泌异常:如肥胖性生殖器退化等。

3. 正常压力脑积水

正常压力脑积水是一种脑室扩大而腰椎穿刺脑脊液压力正常的脑积水。这个概念最早由 Hakim 和 Adams 在 1965 年提出。但是,"正常压力"容易引起误解,实际上是指基础颅内压正常,持续颅内压监测显示正常压力脑积水,也存在间歇性颅内压增高,尤其是在快速眼球运动睡眠期间。

正常压力脑积水分为原发性的和继发性,以前者多见,好发于 60 岁以上的老年人,男性多见,病因不明。正常压力脑积水主要表现为下述三联征。

(1) 步态障碍:是最常见的首发症状。起初表现为头昏、在坡道或楼梯上行走困难、起身或坐下困难;随着疾病进展,出现失平衡,闭目难立,即使睁眼站立,也需要双脚分开;步态障碍明显,表现为宽基距(行走时双脚分开)、足外旋、步幅小、步行速度慢、起步困难、转身困难;严重者不能站立、不能行走。

(2) 痴呆:认知障碍以额叶功能障碍为主,属于皮质下痴呆。起初表现为执行功能障碍,完成日常活动困难;随着疾病进展,出现精神运动迟缓、注意力下降、精细运动能力差、短期记忆障碍，严重者出现淡漠、思维迟钝、说话减少、说话迟缓、肢体运动功能减退、记忆力和书写功能明显障碍。

（3）尿失禁：由于失去中枢抑制，膀胱功能紊乱，逼尿肌过度活跃，起初表现为尿频，随着疾病进展，出现尿急、尿失禁，但大便失禁很少出现。

4. 静止性脑积水

静止性脑积水也称代偿性脑积水，是指由于脑脊液分泌和吸收重新建立平衡而使疾病自行缓解的状态，即使不行分流术或分流装置处于无功能状态，脑室也不再进行性扩大，临床症状也不再进展。对静止性脑积水需要进行密切随访，尤其是儿童，一些患儿在诊断本病后数年发生猝死。神经心理测试有助于早期发现轻微的认知功能减退，提示疾病可能重新进展。成人静止性脑积水往往提示病因自行消退，如外伤、出血或炎症引起的脑积水，因血块或炎性物质被吸收，脑脊液流动恢复通畅。

二、辅助检查

有助于进一步了解脑积水的原因、种类、梗阻部位和严重程度等。

（1）头围的动态观察：正常新生儿头围（周径）为 33～35 cm，出生后前半年增加 8～10 cm，后半年增加 2～4 cm，1 岁时头围平均约 46 cm，第 2 年增加 2 cm，第 3～4 年增加 2 cm，5 岁时达 50 cm，15 岁时接近成人头围，为 54～58 cm。头围测量一般测量 3 个径：① 周径，自眉间至枕外隆突间的最大头围。② 前后径，自眉间沿矢状缝至枕外隆突的连线。③ 横径，双侧外耳道经前囟的连线。头围测量是儿保的常规项目,出现下列情况时,需要查找原因:① 超出正常上限。② 连续每周增长超过1.25 cm。③ 与身体其他部位发育比例失衡。

(2) 颅骨 X 线检查:在婴幼儿可见头颅增大、颅骨变薄、板障结构稀少,甚至完全消失,血管沟变浅或消失,颅缝分离,囟门扩大;在儿童则可见蝶鞍扩大、后床突吸收、脑回压迹加深等颅内压增高的表现。

(3) CT 和 MRI 检查:CT 和 MRI 是诊断脑积水主要、可靠的方法,有助于明确病因、分类和区别其他原因引起的脑室扩大,而且可以观察分流术后脑室变化情况,以评估分流术的效果。无论何种类型的脑积水,CT 或 MRI 检查均表现为梗阻部位以上的脑室扩大,以侧脑室颞角和额角变钝、变圆最为典型,第三脑室扩大首先是视隐窝和漏斗隐窝,然后是前后壁。侧脑室枕角扩大较晚,但诊断意义最大。CT 或 MRI 检查还可以显示扩大的脑室周围白质内的间质性水肿,CT 为低密度,MRI T_2WI 为高信号。

1) 脑室扩大程度的评估:① Evans 指数,Evans 指数=双侧侧脑室额角之间的最大宽度/同一层面颅腔的最大宽度,正常压力脑积水 Evans 指数>0.3。② 脑室径/双顶间径(V/BP),V/BP=侧脑室中间部分的脑室径(V)/双顶间径(BP)。正常值<0.25;0.25~0.4 为轻度脑积水;0.41~0.6 为中度脑积水;0.61~0.9 为重度脑积水;>0.9 为极重度脑积水。

2) 交通性脑积水的表现:典型表现为脑室系统普遍扩大,伴脑沟和脑池扩大。在疾病早期仅表现为侧脑室颞角扩大和钝圆,其后出现额角扩大,随着脑积水加重,第三脑室及侧脑室的体部也扩大,第四脑室扩大出现较晚,一旦出现,则有利于交通性脑积水的诊断。有时脑沟和脑池也扩大,尤其是侧裂池、基底池和脑桥小脑三角池,提示脑池内脑脊液流动不畅。

3) 梗阻性脑积水的表现:梗阻部位近端的脑室扩大,远端的脑室正常或缩小。单侧室间孔梗阻引起该侧侧脑室扩大,对侧侧脑室正常;双侧室间孔梗阻引起双侧侧脑室扩大;中脑导水管梗阻引起双侧侧脑室及第三脑室扩大;第四脑室出口梗阻引起脑室系统普遍扩大。脑室周围间质性水肿多较明显,并且范围较广。MRI 较 CT 更能清晰地显示梗阻的原因,如室间孔及第四脑室附近的病变。

4) 正常压力脑积水的诊断:在 CT 出现之前,放射性核素脑池扫描比气脑造影有更好耐受性。通过腰椎穿刺,将放射性核素注入蛛网膜下隙,分别于 4 小时、24 小时、48 小时和 72 小时进行脑池扫描。正常情况下,放射性核素在脑凸面流动而不进入脑室,48 小时后大脑表面的放射性核素完全消失。正常压力脑积水患者,放射性核素进入脑室并滞留达 72 小时,而脑凸面无积聚;或放射性核素进入脑室,也积聚在脑凸面。

5) 脑脊液流速测定:MRI 检查可检测到脑脊液流动的异常,利用相位对比 MRI 技术可以测量中脑导水管处的脑脊液流速,脑脊液流速>18 mL/min 提示正常压力脑积水,流速高的患者,分流术效果良好。

(4) 脑脊液动力学测试:① 腰椎穿刺,侧卧位脑脊液压力常低于 1.76 kPa(13.2 mmHg),脑脊液应送常规、实验室检查。② 脑脊液释放试验,单次释放 30~70 mL 脑脊液,可重复 2~3 次,若患者症状改善,提示分流术效果好。

三、治疗

无论何种原因引起的脑积水,都必须及时治疗。

1. 药物治疗

药物治疗的作用主要是减少脑脊液分泌和增加机体水分排出。一般常用利尿剂和脱水剂,如呋塞米、乙酰唑胺、氨苯蝶啶和甘露醇等。乙酰唑胺同时具有抑制脑脊液分泌的作用。药物治疗是一种延缓手术的临时治疗方法,慢性脑积水长期使用药物治疗无效果,并且容易引起水电解质和酸碱平衡紊乱。

2. 手术治疗

手术治疗是脑积水首选的治疗方法。手术应以恢复最佳的神经功能为目标,不强调恢复正常的脑室大小。手术方法包括以下几种。

(1) 第三脑室造瘘术:随着神经内镜制造工艺不断改进,第三脑室造瘘术的手术方法日益成熟,其适应证不断拓宽。与脑脊液分流术相比,第三脑室造瘘术可恢复接近脑脊液生理状态的通路,无须植入分流装置,避免脑脊液分流术的主要并发症。

1) 适应证:梗阻性脑积水,尤其是在第三脑室到第四脑室出口之间发生的脑积水,是第三脑室造瘘术的最佳适应证;部分交通性脑积水;分流术失败的脑积水;2岁以上的小儿脑积水。手术成功有两个前提:无广泛蛛网膜下隙梗阻、无脑脊液吸收障碍。

2) 禁忌证:炎症和出血引起的脑积水,广泛蛛网膜下隙粘连和脑脊液吸收障碍。

3）手术要点：手术关键是准确定位造瘘的位置，必须在内镜下透过第三脑室底认清乳头体、基底动脉顶端、鞍背、漏斗隐窝等解剖结构，造瘘部位一般选择在乳头体和漏斗隐窝之间的中线无血管区。造瘘时以钝性方法造瘘较为安全，避免损伤基底动脉，因为利用微导管扩张球囊将瘘口扩至 4～6 mm，内镜能够顺利通过瘘口为标准。

4）并发症：脑脊液漏、脑膜炎、出血、基底动脉损伤、下丘脑损伤、癫痫、迟发性病情迅速恶化导致死亡等。

5）疗效：第三脑室造瘘术术后 1 年的成功率为 50%～90%，患者的年龄和脑积水的病因等是重要的影响因素。2 岁以上的非交通性脑积水手术成功率较高，脑室内出血、炎症等病因引起的脑积水手术成功率较低。术后需要进行密切随访，随着时间的延长有可能出现失败，少数患者甚至发生猝死。

（2）脑脊液分流术：脑脊液分流术是一种通过特定的外科技术，将积聚的脑脊液从脑室系统或脊髓蛛网膜下隙引流到体内其他腔体（如腹腔、心腔等），以解决脑脊液循环障碍问题，并改善脑功能。

1）适应证：交通性脑积水；梗阻性脑积水（不适合脑室造瘘术者）；复杂性脑积水（如脑室分隔等）；其他治疗无效的有症状的假脑瘤；正常压力脑积水。

2）禁忌证：活动性颅内感染；脑脊液红细胞计数升高；早产儿（体重＜2 kg）。脑脊液分流至腹腔的禁忌证：腹部感染（如坏死性肠炎、腹膜炎等）、多次腹部手术造成腹腔粘连。脑脊液分流至心房的禁忌证：败血症、心律失常或其他器质性心脏病。

3）分流方式：① 脑室腹腔分流术，是目前最常用的分流方式,将侧脑室的脑脊液分流至腹腔。② 脑室心房分流术,将侧脑室的脑脊液经颈静脉、上腔静脉分流至右心房,适用于脑脊液分流至腹腔的禁忌证患者。③ 托氏(Torkildsen)分流术,将侧脑室的脑脊液分流至枕大池,只适用于获得性梗阻性脑积水,现在已很少采用。④ 腰大池腹腔分流术,将腰大池的脑脊液分流至腹腔,只适用于交通性脑积水,在小脑室的情况下有效,要求2岁以上,并且需要用到经皮穿刺的Tuohy针。⑤ 其他分流术,将侧脑室的脑脊液分流至胸腔、胆囊、输尿管、膀胱等,因疗效差、并发症多,已被淘汰。

4) 分流装置的选择:需要权衡分流的效率和分流过度引起并发症的风险。常用的分流阀门:简单的压力差阀门、流量限制阀门、可调压阀门等。选用简单的压力差阀门,术后患者应在数天内逐渐缓慢地过渡到直立状态。抗虹吸装置或流量限制阀门能降低分流过度的风险,但部分患者可能出现分流不足。带有抗虹吸装置的可调压阀门具有明显的优势,可以体外调整分流速度,解决了分流不足或分流过度的问题。

5) 疗效:分流术的出现和分流装置的改进大大改善了脑积水的预后,有助于患者神经功能障碍的恢复,但失败率高又限制了分流术的临床应用。据报道,分流术后2年的失败率高达50%。成功的分流术只解决了脑脊液流动的问题,而脑积水引起的白质损伤能否得到修复,则关系到患者的症状能否持续改善。因此,分流术的手术时机很重要。另外,原发性正常压力脑积水患者常合并有神经系统退行性病变(如阿尔茨海默病等),其短期疗效受分流术并发症的影响,而长期疗效则与合并疾病的进展有关。

6）常见并发症及其处理

分流装置故障：常见的有分流管近段（脑室端）堵塞、分流阀门堵塞、分流管远端（腹腔端或心房端）堵塞。① 分流管近段（脑室端）堵塞：最多见，可因脉络丛粘连、血块堵塞或脑组织粘连所致。侧脑室额角穿刺放置分流管时脉络丛粘连的可能性较枕角穿刺小。② 分流阀门堵塞：脑室炎、脑室内出血、脑肿瘤手术后，脑脊液中的细胞（炎性细胞或肿瘤细胞）、蛋白或纤维素含量增高，可使分流阀门堵塞。③ 分流管远端（腹腔端或心房端）堵塞：常见原因包括分流管远端裂隙开口被血块、大网膜或纤维素堵塞；形成腹腔假性囊肿，与腹腔感染和多次置换分流管有关；严重的腹腔粘连；分流管远端不在腹腔内等。一旦发生分流装置故障，脑脊液分流不足，患者的脑积水症状和体征就会复发，体检可发现部分患者分流管周围有积液，CT 检查显示脑室未缩小或再度扩大。此时应检查分流装置，根据具体原因进行纠正或更换分流装置。检查方法：按压阀门后不能再充盈（一般情况下，阀门应该在 15～30 秒内再充盈）或穿刺储液囊不能抽出脑脊液，提示分流管脑室端不通；若难以压瘪阀门，表明阀门本身或分流管远端堵塞。对于因脑脊液蛋白或纤维素含量过高引起的分流管堵塞，应注意预防，如控制炎症、出血等，先进行脑脊液外引流，待化验正常后再进行分流术。

感染：分流术后早期感染率为 3%～20%。患者年龄过小、手术时间过长、合并有开放性神经管缺陷等因素，会增加分流术后感染的风险。50% 以上的感染在术后 2 周内出现，感染多来源于患者的皮肤，最常见的病原菌是表皮葡萄球菌。感染后，患者可出现发热、头痛、腹痛、分流管皮下红肿等，严重者可出现癫痫和意识障碍。脑脊液常规、生化、细菌涂片和细菌培养可获得阳性结果。一旦确诊，应立即去除分流装置，改作脑室外引流和腰大池持续引流，并经验性使用抗生素，之后根据细菌涂片或细菌培养结果调整抗生素。严重感染者可考虑脑室内或经腰大池鞘注给药，还应考虑到真菌感染的可能性。脑脊液检查连续3次正常后，继续巩固抗感染治疗10～14天，再考虑重行分流术。手术中严格无菌操作是预防感染的重要环节。

分流过度：脑室腹腔分流术比脑室心房分流术更容易引起该并发症，因为分流管越长其虹吸效应越明显。患者分流术后可能会出现低颅内压、裂隙脑室、硬脑膜下血肿或积液。① 低颅内压：患者表现为典型的体位性头痛，直立时加重，平躺后缓解，其原因是直立时分流管的虹吸效应更明显。CT检查显示脑室正常或变小，脑室内压力≤ 0.587 kPa（4.4 mmHg）。分流过度引起的体位性头痛通常具有自限性，若保守治疗后仍持续存在，应检查阀门。若压力低，则需要更换高压阀门或可调压阀门；若压力不低，则需要加用抗虹吸装置。② 裂隙脑室：3%～80%的患者出现裂隙脑室，侧脑室完全塌陷，大多数无症状。但部分患者在分流术后数年（平均6.5年），出现间歇性头痛、恶心、呕吐、昏睡等，CT检查显示脑室小于正常，按压阀门后再充盈缓慢，这种现象被称为裂隙脑室综合征。其发病机制为分流过度导致侧脑室塌陷，室管膜闭合了脑室端入口，引起脑室端功能性堵塞。③ 硬脑膜下血肿或积液：分流过度导致脑组织塌陷引起脑桥静脉撕裂出血，患者常无明显的症状，在CT或MRI复查时被发现。轻度硬脑膜下血肿或积液可保守治疗，明显的或有症状的硬脑膜下血肿或积液，应进行手术治疗。慢性硬脑膜下血肿采用钻孔引流术,急性硬脑膜下血肿采用开颅血肿清除术。同时,分流依赖的患者需要更换高压阀门或可调压阀门,非分流依赖的患者可临时阻断分流装置,以减少分流;对硬脑膜下积液的患者,可行积液腹腔分流术(采用低压阀门或不用阀门)。治疗目标是获得分流过度与分流不足之间的平衡,治疗期间患者应减少活动。

其他并发症:① 癫痫,侧脑室分流术后癫痫发生率约为5.5%,额角穿刺者多于枕角穿刺者。除用抗癫痫药物控制发作外,还应排除颅内出血、炎症、脑积水复发、颅内压增高等原因,并做相应的处理。② 分流管近端并发症,包括穿刺迷路(过深或方向错误)、穿刺道出血、脑室内出血等,应熟练掌握侧脑室穿刺技术,尽量避免反复多次穿刺。复杂侧脑室穿刺可借助神经导航和神经内镜技术。③ 分流管远端并发症,a. 远端移位,常见移位至胸壁或腹壁皮下,甚至颈部皮下或头皮帽状腱膜下;移位至阴囊内;偶见穿破横膈,进入胸腔、心包,引起胸腔积液,甚至刺破心脏。X线检查可发现移位,应手术纠正。b. 脏器穿孔,少见,包括刺破结肠、胃、膀胱等。如发现脏器穿孔,应立即手术拔除分流管,并更换分流方式。c. 肠梗阻或肠绞窄。d. 心房端并发症,空气栓塞、心律失常、分流管刺破心脏引起心包填塞、腔静脉或心房血栓形成及血栓脱落引起肺栓塞等。④ 分流装置外露,见于头颅增大、头皮变薄、营养状况差的慢性脑积水患者,也可见于分流管材料过敏的患者。分流装置外露,常继发感染,应手术拔除分流管。⑤ 作为某些肿瘤(如髓母细胞瘤)转移的通道,此种情况较少见。

(朱　斌　刘宏亮)

第二节　Chiari Ⅰ型畸形

Chiari Ⅰ型畸形较常见,是指小脑扁桃体下移至上部颈椎管内,伴有或无脊髓空洞,偶并发脑积水(<10%)。可有或无狭小颅后窝,压迫疝出的小脑组织,限制颅颈交界区正常的脑脊液流动。

一、临床表现

Chiari Ⅰ型畸形是一种神经系统畸形,其临床表现具有高度的多样性,并且症状的严重程度因患者个体差异而异。

1. 常见年龄段与性别

好发年龄:8~9岁(儿童期)和41~46岁(成人期)。

性别差异:女性患病的比例明显高于男性。

2. 症状

(1)头痛:最常见的症状,通常发生在枕部和上颈部。头痛的发作往往由瓦尔萨尔瓦动作(如咳嗽、喷嚏、笑等)引起,表现为突发和迅速消失。对于无法通过言语表达的婴儿和儿童,头痛可能仅表现为哭闹和易激惹。

(2)神经系统症状:① 肢体无力或麻木,感觉丧失与运动功能障碍并存,常见于四肢。② 温度觉丧失,触觉存在(感觉分离现象),这种感觉分离现象常见于脊髓空洞患者。③ 步态不稳、共济失调是常见的症状,尤其是在颈髓和延髓受压时。

(3)眼耳功能障碍:① 眼部症状,视物模糊、眼球震颤、眼外肌麻痹、复视、视野缺损等。② 耳部症状,耳鸣、波动性听力丧失、眩晕和恶心。

(4) 脊髓功能障碍：① 由于脑脊液循环受阻或脊髓受压，常出现脊髓空洞，表现为腹壁反射异常、节段性感觉分离（如痛温觉丧失，触觉存在）、向下眼球震颤等。② 脊髓空洞与脊柱侧凸，在合并脊髓空洞的患者中，脊柱侧凸常见（约 30%）。脊髓侧凸往往伴随有以下临床表现：偏向左侧的脊柱侧凸，腿部或足部的不对称，显著的神经功能障碍（如感觉丧失、运动功能障碍等），男性或青春期前女性患者较为常见。

(5) 后组脑神经功能障碍：主要见于儿童和幼儿患者，常表现为喂食困难、发育停滞、反复的吸入性肺炎、吞咽困难、呛咳、喘鸣或声嘶。

(6) 脊髓栓系综合征：在 Chiari Ⅰ 型畸形合并低位脊髓时，可能表现为腰背部疼痛，下肢无力，排尿、排便功能障碍。

3. 特殊群体表现

小于 3 岁的儿童由于后组脑神经功能障碍，可能出现严重的呼吸道问题，增加睡眠呼吸暂停的风险，严重时可导致猝死。

4. 相关并发症

与 Chiari Ⅰ 型畸形相关的脊髓空洞发生率高，30%~70% 患者伴有脊髓空洞，反之 90% 的脊髓空洞患者有 Chiari Ⅰ 型畸形。空洞最常见于颈髓，次之为颈胸段。空洞不治疗可能导致不可逆的脊髓损害。

5. 影像学特征

Chiari Ⅰ 型畸形的 MRI 表现主要包括小脑扁桃体的下垂，通常超过第一颈椎（≥5 mm），这是诊断该病的主要影像学特征。此外，MRI 可以显示后脑窝的形态改变，通常表现为后脑窝狭窄,可能伴随结构发育不良。同时,因小脑扁桃体的下垂可能导致脑脊液流动受阻,从而引起与脊髓(特别是颈椎部)相关的脑脊液空间改变。在部分患者中,MRI可能发现脊髓内的囊肿(称为神经源性囊肿),这些囊肿通常位于颈髓区,并在 T_2WI 上表现明显。此外,还可见其他合并畸形,如枕骨发育不良、椎管狭窄或其他脊柱畸形。在合并脊髓空洞的患者中,脊柱侧凸常见,但形成机制尚不明确。

二、治疗

1. 制定个体化的诊疗方案

由于本病自然病史、发病率、各种诊治方法缺乏高级别循证医学研究,因此应根据分型、可能发生机制,制定个体化的诊疗方案。

头痛无或轻微、小脑扁桃体下疝 3～5 mm 者可随访颅颈 MRI 和临床表现。有明显头痛和神经系统体征者应先排除脑积水,如有脑积水者,不管是否有脊髓空洞,均应做第三脑室造瘘或脑室腹腔分流。术后不好转者才追加后颅减压术。

对于无脑积水但有脊髓空洞者,小和无症状空洞可用 MRI 和临床检查随访。如无脑积水和无脊髓空洞,小脑扁桃体下疝<3 mm,可随访。如下疝 3～7 mm,则需:① 瓦尔萨尔瓦检查。② 脑脊液动态相位对比 MRI 检查。③ 齿状突后突>9 mm 和有颈椎不稳定可疑者拍摄颈椎屈、伸位 X 线片。如其中一项阳性,应外科手术,否则可随访。如下疝>7 mm,应行外科手术。

2. 手术方法

笔者采用枕骨大孔区域减压术:患者取俯卧位,头架固定。后正中切口,始于枕外隆凸下方,向下延伸至 C_2 椎体。软组织和肌肉沿中线相对无血管区分开。枕骨大孔和C_1后弓暴露至硬脊膜全宽即可。应用高速磨钻磨除骨质,辅以薄唇的咬骨钳。忌用厚唇的咬骨钳,大块咬除颅骨,因为此种操作易损伤位于拥挤颅后窝和枕骨大孔区的重要神经血管组织。去除 3 cm×3 cm 枕骨大孔附近枕骨质和 2.5 cm C_1 后弓。保留肌肉附着点和 C_1 椎板,使术后疼痛和潜在的脊柱不稳最小化。不必去除 C_1 椎板。通过最小程度的开颅和最大程度的减压,既可以达到外科治疗效果,又不会造成脊柱稳定性减弱。手术的目的是扩大颅颈交界区的骨区域和扩张环绕脑干周围的硬脊膜,以减轻对脑组织的直接压迫和促进脑脊液自第四脑室的流出。

以下是对 Chiari Ⅰ型畸形治疗方案的讨论。

(1)骨质减压和骨质减压+硬脊膜切开:单纯骨质减压适用于大多数轻度病例,能够缓解症状。如果有以下指征,可以加做硬脊膜切开:① 严重的扁桃体下疝,特别是合并脊髓空洞和硬脊膜下蛛网膜粘连的情况。② 骨质减压后无效或复发。

硬脊膜操作手术中可通过观察扁桃体运动或利用超声来决定是否需要硬脊膜成形和硬脊膜下探查。笔者的经验是,在减压时,进行环枕筋膜剥离,只保留内层硬膜,能有效扩大减压范围,同时减少硬脊膜下操作带来的风险。

(2)硬脊膜成形术的争议:支持者认为,硬脊膜移植物可以提供松弛的硬脊膜囊,保护神经,减少术后粘连,增强减压效果;反对者认为,该方法风险较大,并且效果不明显,建议根据具体情况谨慎选择。

(3)恢复脑脊液流动:第四脑室脉络丛和脑脊液流动至蛛网膜下隙是有效减压的标志。扁桃体移位可阻塞正中孔,限制脑脊液流动。此时可通过软膜外电凝切除扁桃体下极,帮助恢复脑脊液流动。

(4) 大脊髓空洞的管理:① 术后空洞缩小,大多数空洞在术后数周内会缩小,尤其是症状缓解的患者。② 临床效果不佳,若术后初期改善但后期变差,可能是由于正中孔再次堵塞或扁桃体移位。此时应考虑再次减压或部分切除扁桃体。③ 空洞分流术,不推荐常规使用,除非空洞极大且未缩小。空洞分流术的并发症较多,并且可能加重神经症状。

(5) 脑干腹侧显著受压:齿状突后移超过 9 mm(枕骨大孔前缘中点与枢椎体后缘连线)可考虑脑干腹侧显著受压。通过屈伸位动态 X 线片确认脊柱稳定性之后,行后路减压,术后密切观察。脑干压迫症状(如呼吸困难、吞咽障碍等)加重时,考虑枕颈部内固定,必要时进行前路减压。

根据笔者多年的经验,对于环枕筋膜剥除,通过保留内层硬膜,仅去除外层筋膜,既能扩大减压效果,又能有效减少硬脊膜下操作的风险,特别是对那些硬脊膜粘连严重的患者,避免了过度剥离硬脊膜造成的并发症。综合考虑,在处理严重扁桃体下疝和脊髓空洞的患者时,逐步扩大减压并采取适当的硬脊膜操作,有助于改善脑脊液流动,缓解症状。

3. 合并症:脊髓空洞

无症状、小的脊髓空洞可随访。脊髓空洞大且进行发展或有症状空洞应处置。除 Chiari 畸形空洞首选后颅压术外,脊髓空洞一般有下列几种外科选择:① 粘连带松解,伴(不伴)硬脊膜修复。② 空洞分流,空洞造瘘开窗、空洞-蛛网膜下隙分流、腰腹腔分流等。炎症引起的粘连有轻有重,前者易松解,疗效好,后者不仅难松解,并且易损伤血管神经结构,疗效差。因此,对后者,不建议强行分离瘢痕,应改选空洞分流。究竟哪一种空洞分流好,目前还有争论。一般认为,空洞蛛网膜下隙分流疗效较好,并发症较低,应首选。

三、手术并发症及处置

枕骨大孔区减压术虽然相对安全,但仍存在一系列潜在的并发症。为了减少这些并发症的发生并有效处理,以下是详细的并发症分析及预防与应对策略。

1. 脑脊液漏、脑膜炎和脑积水

原因:手术过程中硬脊膜切开不当或术后硬脊膜封闭不严,导致脑脊液漏,可能进一步引发脑膜炎或脑积水。

预防:术前做好充分的硬脊膜保护与缝合,术后应密切观察脑脊液漏的征象,如伤口渗液。

处理:如发生脑脊液漏,及时通过手术修补硬脊膜缺损;如引起脑积水,则需考虑脑室腹腔分流术。

2. 直接血管和神经损伤

原因:手术过程中可能误伤邻近的血管或神经,尤其是扩大的硬脊膜内静脉窦。

预防:术中使用显微外科技术,避免过度剥离和不必要的血管损伤,严格避免误伤静脉窦。

处理:如发生神经损伤或出血,应立即控制出血并评估神经损伤程度,必要时进行神经修复或血管止血。

3. 假性脑膜膨出和空洞进展

原因:手术过程中减压过度,可能导致硬脊膜膨出,形成假性脑膜膨出,或原本存在的脊髓空洞进一步加重。

预防:术中应适度减压,避免过度扩大骨切除范围,确保硬脊膜不被过度扩张。

处理:如出现假性脑膜膨出或空洞加重,可考虑再次减压,或对脊髓空洞进行必要的干预,如引流或空洞分流。

4. 枕颈区不稳

原因:手术可能导致枕骨与颈椎之间的结构不稳定,影响颅颈交界的解剖结构。

预防:术前详细评估颈椎的稳定性,必要时在减压后进行颈椎固定术。

处理:如发生不稳,应进行颈椎内固定手术,以恢复颅颈区的稳定性。

5. 继发于幕下水瘤

原因:减压过度或硬脊膜成形不充分,导致幕下水瘤形成,进一步压迫脑干和脊髓。

预防:手术中谨慎操作,避免过度减压,并保持良好的硬脊膜覆盖。

处理:对于幕下水瘤形成的患者,可能需要进行水瘤的手术切除或硬脊膜修补。

6. 急性脑积水

原因:术后脑脊液流动受阻或不畅,导致脑积水形成。

预防:手术时确保正中孔及脑脊液通道通畅,减压充分,避免二次堵塞。

处理:出现急性脑积水时,需要考虑通过脑室腹腔分流术进行引流治疗。

7. 后屈时齿状突对脑干腹侧的压迫

原因：手术过度减压，或术后骨缺损处的齿状突移位，可能会加重对脑干的腹侧压迫。

预防：术前应评估齿状突的解剖位置，避免过度切除枕骨或过度减压。

处理：如发生压迫症状，考虑通过减压和适当的内固定手术缓解。

8. 小脑下垂

原因：骨切除范围过大，导致小脑自骨缺损处向下疝出。

预防：应严格控制骨切除范围，避免过度扩大减压区，确保小脑不会过度下垂。

处理：如出现小脑下垂导致的症状，应考虑进行颅骨成形术，将小脑托回原位，恢复正常解剖结构。

9. 急性马尾综合征

原因：由于手术过程中操作不当，导致马尾神经受到压迫或损伤，导致急性马尾综合征。

预防：术中应避免损伤马尾神经，特别是在操作硬脊膜和脊髓时应特别小心。

处理：如发生急性马尾综合征，应尽快进行神经学评估并采取手术修复。

枕骨大孔区减压术虽然是一种较为常见且有效的治疗方法，但仍存在一定风险。通过充分的术前准备、精细的手术操作和精心的术后护理，大多数并发症是可以避免或及时处理的。

特别是笔者经验中的环枕筋膜剥除，仅保留内层硬膜的方式，能够有效扩大减压效果，避免过度操作硬脊膜，减少相关并发症发生的风险,是手术中的一个关键步骤。

四、护理

1. 术前护理

(1) 嘱脑积水患者保持情绪稳定,避免剧烈咳嗽、打喷嚏,勿用力排大便,以免诱发颅内压增高而发生脑疝。

(2) 评估患者肌力,有无肢体麻木。对行走不便者加强预防跌倒及坠床的宣教。了解排便、排尿情况,并指导患者锻炼卧床排大小便。

(3) 对感觉障碍患者,应加强安全防范与相关知识宣教。冬季要注意保暖,使用热水时,注意水温,可先用健侧测试。

(4) 观察患者疼痛的部位、性质、程度及有无放射痛。由于小脑扁桃体下疝入颈椎椎管内,直接压迫延髓和上脊髓,可能影响患者的呼吸功能,应严密观察患者呼吸的频率、节律和形态的变化。术前应指导患者进行深呼吸及有效咳嗽的锻炼,以增加肺活量,促进痰液排出,预防术后发生坠积性肺炎。

2. 术后护理

(1) 体位:术后取平卧位,头部垫软枕,高度以一拳为宜,使颈部与躯干保持呈直线,以免过高引起颈部前屈,过低引起颈部向后过伸。患者侧卧位时在肩背部和腿部垫支撑物,以维持侧卧姿势。术后翻身或搬动时,应保持患者头、颈、肩、躯干纵轴一致,避免旋转与震动。

(2) 饮食指导:鼓励患者多进高热量、富含营养、易消化的饮食,以利于伤口愈合。

(3) 术后观察:术后严密观察患者生命体征变化,尤其是呼

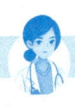

吸的频率和节律。观察患者四肢感觉及运动功能恢复情况。如有感觉缺失、肌力下降等神经功能障碍,应立即报告医生。

(4) 咳嗽、咳痰:鼓励患者主动咳嗽、排痰,对咳嗽反射迟钝和咳嗽无力者应协助翻身拍背,必要时给予吸痰。术后遵医嘱予以雾化吸入治疗,以稀释痰液,有利于痰液的排出。

(5) 观察伤口敷料:观察伤口敷料有无渗血、渗液,若周围皮下组织有瘀斑,要警惕颈部深血肿的发生。伤口敷料如有无色或淡红色渗出液,提示有脑脊液外漏的可能,应嘱患者严格卧床。

(6) 佩戴颈托:由于手术导致脊柱稳定性下降,术后患者需佩戴合适的颈托,防止因头颈部扭曲导致脊椎脱位压迫脊髓,引起脊髓功能障碍。

(7) 功能指导:鼓励患者早期进行功能锻炼,可在麻醉清醒后进行上肢和下肢的轻度伸展,以不劳累为度。病情允许可逐渐扩大活动范围直至下床活动。训练时观察患者是否出现头晕、面色苍白等直立性低血压表现。

3. 康复指导

(1) 鼓励患者保持乐观愉快的情绪,寻找心理放松的方式和方法,在精神方面为自己创造一个良好的环境。

(2) 指导感觉障碍患者每天自我检查无感觉区有无受伤,注意皮肤有无发红、水疱、淤血、抓伤等情况出现;在拿热的碗、盆、杯及金属勺子时应戴手套,以免烫伤。

(3) 指导患者合理搭配饮食,宜食用高蛋白及富含维生素、钙、锌的饮食,以提供神经细胞和骨骼肌细胞重建所必需的营养物质。

(4) 佩戴颈托者,需坚持戴颈托1~3个月,避免扭转、过屈及过伸等损伤颈椎的动作。

（5）建议患者在康复师指导下进行肢体锻炼并持之以恒，以促进功能恢复。

（朱　斌　李　虎）

参考文献

徐铭,周良辅. 蛛网膜囊肿[M]//周良辅. 现代神经外科学. 2版. 上海：复旦大学出版社,2015：1164-1171.

赵卫东,毛仁玲,周良辅. 小脑扁桃体下疝畸形、脊髓空洞症[M].//周良辅. 现代神经外科学. 2版. 上海：复旦大学出版社,2015.

周良辅. 现代神经外科学.2版.上海：复旦大学出版社,2015：1209-1215.

Algin O. Evaluation of the communication between arachnoid cysts and neighboring cerebrospinal fluid spaces by T2W 3D-SPACE with variant flip-angle technique at 3 T[J]. J Comput Assist Tomogr, 2018, 42(5)：816-821.

Amelot A, Beccaria K, Blauwblomme T, et al. Microsurgical, endoscopic, and shunt management of pediatric temporosylvian arachnoid cysts：A comparative study[J]. J NeurosurgPediatr, 2019, 23(6)：749-757.

Epstein N E. A review of the disagreements in the prevalence and treatment of the tethered cord syndromes with Chiari I malformation[J]. Surg Neurol Int, 2018, 9(1)：161.

Epstein N E. Definitions and treatment for Chiari I malformations and its variants：focused review[J]. Surg Neurol Int, 2018, 9：152.

Fam M D, Woodroffe R W, Helland L, et al. Spinal arachnoid cysts in adults：diagnosis and management. A single-center experience[J]. J Neurosurg Spine, 2018, 29(6)：711-719.

Furey C G, Timberlake A T, Nelson-Williams C, et al. Xp22. 2 chromosomal duplication in familial intracranial arachnoid cyst[J]. JAMA Neurol, 2017, 74(12)：1503-1504.

Giordano M, Gallieni M, Samii A, et al. Surgical management of cerebellopontine angle arachnoid cysts associated with hearing deficit in pediatric patients[J]. J NeurosurgPediatr, 2018, 21(2)：119-123.

Hall S, Smedley A, Sparrow O, et al. Natural history of intradural arachnoid cysts[J]. World Neurosurg, 2019, 126: e1315-e1320.

Kleikamp J. A new classification for pathologies of spinal meninges-part 2: primary intradural arachnoid cysts[J]. Neurosurgery, 2017, 81: 1530.

Milhorat T H, Bolognese P A, Shimony J A. Chiari I malformation: Diagnosis, treatment, and outcomes[J]. J Neurosurg, 2015, 122(2): 276-284.

Moss T, Heiland C A, Mørkved S H, et al. Surgical decompression of arachnoid cysts leads to improved quality of life: a prospective study-long-term follow-up[J]. Acta Neurochir, 2019, 161(11): 2253-2263.

Muroi C, Matsumoto T, Fujimoto S. Chiari malformation type I: Diagnosis and management[J]. Neurologia Medico-Chirurgica, 2014, 54(9): 761-769.

Pain M, Ghatan S. Arachnoid cysts in childhood[M]//Winn H R. Youmans and Winn neurological surgery. 7th ed. Philadelphia: Elsevier, 2017: 1524-1530.

Taylor D G, Mastorakos P, Jane J A Jr, et al. Two distinct populations of Chiari I malformation based on presence or absence of posterior fossa crowding on MRI[J]. J Neurosurg, 2017, 126(6): 1934-1940.

Verdugo R J, Fuentes C. Chiari I malformation: A review of diagnostic imaging and surgical approaches[J]. Journal of Neurosurgery, 2016, 127(2): 420-428.

Wilkinson D A, Johnson K, Garton H J L, et al. Trends in surgical treatment of Chiari malformation type I in the United States[J]. JNS Pediatric, 2017, 19(2): 208-216.

第六章

其他神经外科常见病

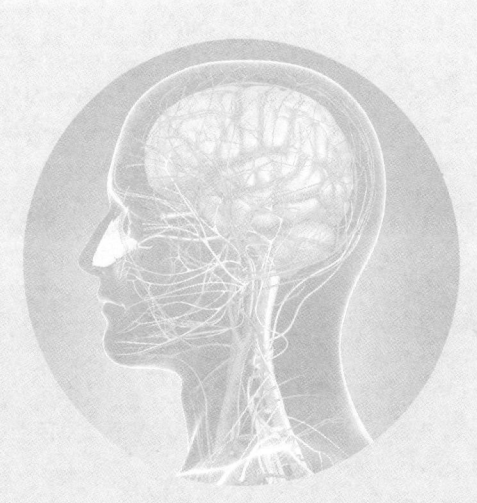

(高信号)环形带及中心低密度(信号)区,病灶周围多伴随显著水肿反应。

三、治疗

1. 抗生素治疗

选择合适的抗生素治疗是控制感染的关键,通常在细菌培养结果未出之前,应根据临床经验使用广谱抗生素。全身辅助治疗:维持体液和电解质的平衡,给予必要的支持性护理。

2. 手术治疗

(1)脓肿穿刺:在脓肿形成期,选择脓肿明确部位,进行立体定向下的钻颅、脓肿穿刺抽吸。本法适用于:① 各类脑脓肿且病情相对稳定者。② 先天性心脏病引起的脑脓肿情况。③ 位于中央区或深部的脑脓肿。④ 婴幼儿、老年人或体质虚弱者,难以耐受大手术者。⑤ 危重脑疝或即将发生脑疝的患者,应尽早进行急症穿刺抽脓。

(2)脑脓肿切除术:这是一种根本且有效的手术方法。本法适用于:① 脓肿包膜良好、位置不深且在非功能区者。② 反复穿刺抽脓未能改善的患者。③ 多房性或多发性脑脓肿。④ 疑由外伤引起的脑脓肿伴有异物或骨片者。⑤ 脓肿破入脑室或蛛网膜下隙的患者,需紧急手术。⑥ 在脑疝患者中,急症钻颅抽脓不足时,需切除脓肿并进行骨瓣减压。⑦ 在开颅探查时发现为脑脓肿的患者。⑧ 既往已切除但脓肿复发的患者。

术前准备:① 收集患者的完整病史,特别是感染病史、手术史和过敏史,进行全面体检以评估神经功能及全身健康状况。② 影像学评估:应用 CT 或 MRI 对脑脓肿进行定位和定性诊

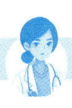

断,了解脓肿的大小、位置及周围组织的状况。③ 实验室检查:进行常规的血液检查,包括全血细胞计数、肝肾功能、电解质及凝血功能,确保手术的安全性。④ 麻醉风险评估:进行麻醉前评估,确保患者适合接受麻醉及手术。⑤ 术前教育:对患者及其家属进行术前教育,清楚说明手术目的、过程、可能的风险及术后恢复过程,确保患者充分了解并签署知情同意书。

术后处理原则:① 术后需根据致病菌的药物敏感性使用抗生素。若细菌培养阴性,首选易透过血脑屏障的抗生素,同时可给予甘露醇和/或呋塞米以减轻术后脑水肿。② 应用抗癫痫药物以早期干预、预防癫痫发作,尤其是在接受脑脓肿手术的患者中。③ 持续监测患者的神经系统状态及生命体征,定期进行影像学检查以评估脓肿的变化和治疗效果。

(朱　斌)

第二节　三叉神经痛

三叉神经痛是一种累及单侧面部三叉神经一支或几支感觉分布区的阵发性、剧烈的电击样或刀割样疼痛,被描述为"人类所经受的最剧烈的疼痛"。疼痛常因触摸口、鼻翼外侧或眉毛处的"扳机点"诱发,日常生活动作,如讲话、进食等也可促使疼痛发作。病程多迁延数年,间歇期逐渐缩短,发作频繁且疼痛程度加重,发作时间从最初的几秒延长至数分钟。

患病后,患者常感到抑郁、坐卧不宁,严重影响生活质量。我国六大城市调查显示,其患病率约为56/10万,一般中老年人发

第一节 脑 脓 肿

脑脓肿是由于化脓性细菌侵入颅内,引起局限性化脓性炎症,进而形成脓腔的病症。根据脓肿的位置,可以分为脑脓肿、硬脑膜外脓肿、硬脑膜下脓肿、多发脓肿(同时存在两种或更多种类型的脓肿)。

导致颅内脓肿的细菌来源可以通过邻近感染灶、远隔感染灶(如肺炎、心内膜炎等)或通过开放性脑损伤直接进入颅内。某些情况下,免疫系统受损(如人类免疫缺陷病毒感染、糖尿病等)也可加重感染的风险。脑脓肿的形成在病理学上分为几个阶段(如初期的扩散期、脓腔形成期等),但在临床上,各阶段之间存在相互衔接,难以明确划分。

一、临床表现

脑脓肿的临床表现通常包括三类症状:急性感染性症状、颅内压增高症状和脑局灶性神经症状。

1. 急性感染性症状

在起病的初期,患者可能显示出全身性感染的各种症状,包括发热、头痛、全身乏力、肌肉酸痛、心率增快、食欲不振及嗜睡等。这些症状在初期并不特异,与原发感染的症状常常混杂在一起,可能导致误诊或延误治疗。随着炎性病变的逐渐局限,上述全身性症状可能会减轻。

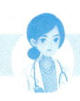

2. 颅内压增高症状

在脑脓肿形成的过程中,颅内压增高的症状多见。表现为不同程度的头痛,通常为持续性的阵发加重,并且头痛位置一般与表层脓肿位置相吻合。在此阶段,病变局部颅骨可随之出现叩痛现象,头痛常伴有呕吐,并且约有 50% 的患者可能会出现眼底水肿。

3. 脑局灶性神经症状

(1) 癫痫:位于大脑半球表浅的脓肿可能导致癫痫发作,可能表现为局部发作或全身发作。

(2) 脑膜刺激征:例如,颈部僵硬或凯尔尼格征阳性,部分小脑脓肿的患者可表现出脑膜刺激征。

(3) 根据脓肿的具体部位,可能表现为中枢性面瘫、对侧肢体瘫痪、阳性锥体束征及小脑体征等。

二、辅助检查

(1) 血常规检查:急性期血象中可见白细胞增多,常伴有中性粒细胞比例升高,每立方毫米白细胞数量可达数万。

(2) 脑脊液检查:脑脊液压力可增高,反映出颅内压的升高。白细胞可轻至中度升高,在抗生素治疗后,患者症状和体征如能消失,脑脊液通常也会恢复正常。脑脊液中可检测到抗特异性病原体的 IgM 达诊断标准,或 IgG 升高呈 4 倍以上。脑脊液涂片可能检测到细菌或真菌。

(3) 脑电图:患侧大脑半球可出现局限性慢波变化,反映出大脑局部功能障碍。

(4) 头颅 CT 和 MRI 检查:特征性改变为脓肿周围高密度

病,尤其是在 50～70 岁,女性多于男性,约 1.4∶1,右侧发病率略高于左侧,约 1.2∶1。

一、临床表现

(1) 疼痛发作部位:三叉神经痛常限于一侧三叉神经分布区,疼痛不越过中线,这是区别于其他头面部疼痛或心因性疼痛的重要鉴别点。右侧发病较左侧多(1.2∶1),双侧痛极为罕见(<1%),可表现为两侧交替或先后疼痛。一般为单支受累,多见于上颌支和/或下颌支,眼支单独受累较少,但预后较好。疼痛部位如下:眼支疼痛在前额和眉弓;上颌支位于眼裂以下至口角外侧,包括上唇、鼻翼和下眼睑;下颌支则多靠口角下,包括下唇、颏部和面颊前区。

(2) 疼痛性质:三叉神经痛性质呈电击样、尖锐剧痛,常被描述为刀割样或撕裂样疼痛。发作前无先兆,疼痛发作时极为剧烈。患者表情痛苦,常用手猛搓面部,造成皮肤粗糙、肿胀,甚至脱落。疼痛持续数秒到数分钟,典型发作为数十秒到 1～2 分钟,日常生活如讲话、进食等均可诱发剧痛,严重影响正常生活。伴随症状可有面部潮红、流泪、流涎、流涕等,早期可伴自主神经症状,后期可能出现结膜炎。

(3) 疼痛周期:在患病初期,发作次数少,持续时间短,间歇期长。有患者早期疼痛与季节相关,疼痛通常在春、秋季发作,至冬、夏季缓解。疼痛发作时间逐渐延长,间歇期缩短,严重者可每天发作数十次甚至上百次,患者常诉面部持续性疼痛,伴阵发性加重,影响睡眠和进食,导致个人卫生差。

(4) 疼痛"扳机点"和诱发因素:"扳机点"是指患者面部存在的敏感部位,轻微碰触便引发剧烈疼痛。典型三叉神经痛患者均有"扳机点",是鉴别三叉神经痛的重要体征。一个患者可有多个"扳机点",一般位于上唇、鼻翼、牙龈等。当"扳机点"位于牙龈时,可能被误诊为牙痛,导致不必要的拔牙。

(5) 体征:原发性三叉神经痛的神经系统检查常无异常。既往接受封闭、射频热凝等治疗的患者,可能出现面部麻木、感觉减退等。有些患者常用力揉搓面部,导致皮肤粗糙、增厚和眉毛脱落。继发性三叉神经痛的体征则各异,如介于脑桥小脑三角肿瘤压迫导致的面部感觉异常和听力下降等;三叉神经运动支受影响时可表现为咬肌萎缩或咀嚼无力;肿瘤较大时可能引起共济失调、声嘶或吞咽困难等神经功能障碍。

二、辅助检查

(1) 影像学检查:X线、CT 和 MRI 检查对原发性三叉神经痛的诊断帮助不大,但对区分原发性和继发性三叉神经痛,以及明确继发性三叉神经痛的病因有很大的帮助。特定序列如磁共振血管成像能清晰显示脑桥小脑角及三叉神经的情况,血管压迫起着重要作用。应用三维时间飞跃法成像和 HASTE 序列,可在同一扫描中以不同信号显示神经和血管,进而明确三叉神经是否存在血管压迫。对考虑静脉血管压迫的患者,使用钆喷酸葡胺注射液 3D T_1 加权钆增强序列可提高阳性检出率。

随着磁共振 3D 重建技术的进步,磁共振仿真内镜技术可模拟压迫责任血管与神经的三维关系,有助于明确责任血管的数量、走向及手术计划。多项临床研究表明,三叉神经核磁共振断层血管成像(MRTA)显示明显责任血管的患者,其手术疗效优于 MRTA 阴性病例。功能磁共振扩散张量成像技术可以显示三叉神经根的脱髓鞘情况,通过对比患侧与健侧的感兴趣区(ROI)F值,了解三叉神经根部的脱髓鞘病理变化。

(2)神经电生理:对三叉神经痛患者可行诱发电位监测,表现为潜伏期延长伴有波幅降低,但其特异度和灵敏度不高。目前主要用于术中监测,以判断三叉神经的完整性,或通过听觉脑干诱发电位检测对听力保护起一定作用。

三、分类和诊断

三叉神经痛的科学分类对于选择合适的治疗措施及疾病的临床研究均具有重要意义,应主要根据疾病不同的病因、病理进程、疼痛的特点进行分类。国际头痛学会于2018年发布了国际头痛分类第三版(ICHD Ⅲ),其中包括三叉神经痛分类及诊断标准,见表6-1。

表6-1 三叉神经痛分类及诊断标准

分类	诊断标准
1. 典型性三叉神经痛(classical trigeminal neuralgia)	a. 至少3次发作符合b和c b. 累及三叉神经一支或多支,不累及其他部位 c. 疼痛至少符合以下3个特征:阵发性疼痛持续1~120秒;疼痛剧烈;疼痛为电击样、刀割样锐痛;存在扳机点 d. 仅累及三叉神经一支或多支分布区 e. 不符合其他ICHD Ⅲ疾病的诊断标准
1.1 单纯阵发性三叉神经痛(classical trigeminal neuralgia, purely paroxysmal)	a. 符合典型性三叉神经痛诊断标准 b. 间歇期不伴有面部疼痛 c. 不符合其他ICHD Ⅲ疾病的诊断标准

续 表

分 类	诊 断 标 准
1.2 间歇期面部持续疼痛的三叉神经痛(classical trigeminal neuralgia with concomitant persistent facial pain)	a. 符合典型性三叉神经痛诊断标准 b. 间歇期伴有中度面部持续性疼痛 c. 不符合其他 ICHD Ⅲ疾病的诊断标准
2. 病理性三叉神经痛(painful trigeminal neuropathy)	
2.1 急性带状疱疹性三叉神经痛(painful trigeminal neuropathy attributed to acute herpes zoster)	a. 单侧头/面部疼痛持续时间<3 分钟,并且符合标准 c b. 符合下述 1 项以上:三叉神经分布区出现带状疱疹;脑脊液中检测到带状疱疹病毒的 DNA c. 符合下述 2 项:带状疱疹发病后出现疼痛<7 天;疼痛与带状疱疹在三叉神经分布的区域一致 d. 不符合其他 ICHD Ⅲ疾病的诊断标准
2.2 疱疹后三叉神经痛(post-herpetic trigeminal neuropathy)	a. 单侧头/面部疼痛持续时间≥3 分钟,并且符合标准 c b. 三叉神经分布区急性带状疱疹病史 c. 疼痛符合:时间上与急性带状疱疹有相关性;疼痛部位与带状疱疹累及三叉神经部位相关 d. 不符合其他 ICHD Ⅲ疾病的诊断标准
2.3 外伤后三叉神经痛(painful post-traumatic trigeminal neuropathy)	a. 单侧口面部疼痛且符合标准 c b. 三叉神经的头面部外伤史,并且伴有相应区域皮肤感觉或痛觉过敏/减退 c. 外伤后 3~6 分钟内发生疼痛,疼痛部位与外伤部位相关 d. 不符合其他 ICHD Ⅲ疾病的诊断标准
2.4 多发性硬化症相关的三叉神经痛[painful trigeminal neuropathy attributed to multiple	a. 疼痛符合典型性三叉神经痛的诊断标准,不局限于单侧发病,伴或不伴有持续性面部疼痛 b. 符合多发性硬化诊断标准

续 表

分 类	诊 断 标 准
sclerosis (MS) plaque]	c. MRI检查三叉神经REZ区(近侧神经根入口区)存在多发性硬化斑块,电生理监测(瞬目反射、三叉神经诱发电位)证实存在三叉神经损伤 d. 不符合其他ICHD Ⅲ疾病的诊断标准
2.5 占位性三叉神经痛 (painful trigeminal neuropathy attributed to space-occupying lesion)	a. 单侧头面部痛符合典型性三叉神经痛的诊断标准 b. 影像学检查发现存在与三叉神经接触且与疼痛相关的占位性病变 c. 疼痛与占位病变进展有关,或因疼痛发现占位性病变 d. 不符合其他ICHD Ⅲ疾病的诊断标准

四、非手术治疗

三叉神经痛的初期应选择药物治疗。卡马西平是首选药物,通常在新诊断患者中,服药数天后疼痛会有所缓解。药物治疗一般从小剂量开始,以减少不良反应,但仍有部分患者因耐受性差或不良反应停药。

《三叉神经痛诊疗中国专家共识》推荐奥卡西平作为二线首选药物,其为卡马西平的前体,代谢不依赖肝脏,因此对肝功能影响小,耐受性良好。

欧洲神经外科学会推荐拉莫三嗪和巴氯酚作为三叉神经痛的二线药物。对于多发性硬化症相关的三叉神经痛,药物治疗效果差,并且不良反应常与多发性硬化症状混淆。

患者服药期间注意事项:① 规律服药,保持24小时内血药浓度稳定。② 避免快速增减药物剂量,每种药物至少持续3天。

③ 夜间无疼痛时,睡前可适量加大剂量。④ 遇皮疹应立即停药,过敏体质可考虑基因检测。⑤ 服药几个月后应该监测血药浓度。⑥ 若长时间未出现疼痛,考虑逐渐减药至停药。⑦ 疼痛复发时应重新开始服药。

若药物治疗失败,无论因药物无效、疾病复发或不良反应,应及时考虑外科手术治疗。

五、手术治疗

大多数初发的三叉神经痛患者对药物治疗有一定效果。但同时应积极进行影像学检查,了解是否存在责任血管压迫或其他继发性病因,以便早期进行针对性治疗。值得注意的是,药物只能缓解症状,而无法根治三叉神经痛。长期服药后,大部分患者的疼痛控制效果会逐渐下降,有些患者甚至因不良反应停药。因此,确诊为典型三叉神经痛的患者应考虑外科治疗。

目前的外科治疗方法较多,但随着对病因的深入了解,传统的一些破坏性手术如三叉神经周围支撕脱术、单纯感觉根切断术等已较少应用。常用的方法如下。

(1) 微血管减压术:微血管减压术被广泛认可,是唯一针对病因治疗的非毁损性手术,有效率高且可保留三叉神经功能。微血管减压术已有 50 余年历史,技术不断成熟。近年来,神经内镜下微血管减压术的应用使手术视野更广,但存在盲区,脑池狭小患者不适用。

适应证:满足以下任意 3 项。① 确诊为典型性三叉神经痛。② 经药物治疗疼痛控制差或不能耐受药物不良反应。③ 经其他外科治疗无效或复发。④ MRI 显示有血管神经接触证据。

禁忌证：① 合并严重未处理的高血压或重要脏器损害。② 凝血障碍，有出血倾向。③ 长期服用抗凝药物，停药时间不足1周。

手术方法和步骤：手术区备皮，局部剃发，最大限度减少患者术后外观影响；麻醉用静脉复合全身麻醉，保持稳定。

手术体位：健侧卧位，确保暴露颅颈交界部。

皮切和骨窗位置：根据个体解剖特点进行切口，保留骨瓣以备术后回纳。

岩上静脉处理及责任血管判断和减压：通过仔细观察避免损伤周围结构，并确保有效减压。

手术疗效采用巴罗神经研究所疼痛评分（BNI评分）评估手术疗效。① Ⅰ级：疼痛完全缓解，不服药。② Ⅱ级：疼痛基本缓解，偶有发作。③ Ⅲ级：疼痛基本缓解，需服药控制。④ Ⅳ级：服药后仅部分缓解。⑤ Ⅴ级：疼痛无缓解。

研究显示，微血管减压术后疼痛立即缓解率达90%～97%，1年后仍达80%，3年后为75%。术后年均复发率为3%。如遇无效或复发的病例则可考虑再手术。尽管微血管减压术为微创手术，但仍有并发症风险。研究显示，20世纪90年代以前严重脑损伤发生率为0.87%，90年代后仍有0.45%。术后并发症包括小脑出血、气体栓塞、静脉损伤等，若不妥善处理，可能导致脑内血肿等严重后果。术后监测意识、血压等体征至关重要，以快速发现并发症。

其他并发症包括颅内感染、脑神经损伤和脑脊液漏，发生率各为0.1%～0.2%、5%～10%及2.7%～4%。一旦发现问题应及时处理。微血管减压术的死亡率为0.1%～0.4%。

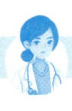

神经内镜下微血管减压术相比传统手术可提供更直观的观察效果。临床研究表明,两种方法的有效率和并发症发生率相似,手术方案应根据医生经验和患者具体情况选择。

(2)立体定向放射外科治疗:立体定向放射外科利用立体定向技术,将大剂量高性能伽马射线交叉、精确聚焦射入颅内预设的靶点(三叉神经根区),以损毁靶区内神经纤维,以达到治疗疼痛的目的。主要优点是避免开颅和麻醉的风险,防止术后感染。但作为毁损性质的手术,脑神经根并发症也不可避免地增加。

立体定向放射外科治疗三叉神经痛在21世纪初达到高峰,但近5年来,其应用病例数量已呈下降趋势,主要因随访资料显示疗效不如预期且复发率较高。

适应证:① 经药物治疗疼痛控制差,或不能耐受药物不良反应,严重影响生活和工作者。② 经其他外科治疗无效复发者,或不愿接受外科治疗者。③ 各种方法均无效的顽固性三叉神经痛患者。

禁忌证:肿瘤压迫引起继发性三叉神经痛且能耐受手术者;MRI显示三叉神经结构不清或有明显动脉血管压迫者。

治疗方法:① 局麻下固定头架。② MRI检查,辨认三叉神经根。③ 选取4 mm或8 mm直径的准直器,确定靶点(三叉神经根与脑桥连接处前外2 mm)。④ 中心剂量80~85 Gy,脑干表面应<20 Gy,放射至靶区。

注意事项:① 正确靶点的选择是手术成功的关键,单个靶点与多个靶点效果无异,但并发症增加。② 靶区定位精度直接影响手术效果,需针对不同受累分支进行调整。③ 合适的剂量也是手术成功的重要因素,首次手术可减小至75 Gy,复发患者可适当增加至 90 Gy。

手术效果：文献报道，立体定向放射外科治疗后平均起效时间为 1 个月，术后 1 年疼痛完全缓解率为 69%～81%，3 年后缓解率为 34%～56%，但复发率可达 10%～35%。并发症常在 6 个月后显现，主要表现为面部麻木（9%～37%）、感觉异常（6%～13%）和角膜反射减退（2.6%）。

虽然立体定向放射外科治疗符合现代神经外科微创理念，但仍可能损害神经功能，过大剂量可增加疼痛缓解率，但并发症也相应增多，因此常应用于药物治疗无效或不能耐受手术的患者。

（3）经皮穿刺三叉神经半月节毁损术：Hartel 穿刺法是经皮穿刺三叉神经半月节毁损术的基本操作。患者在局麻或全麻下，通过口角外侧进针穿刺卵圆孔至 Meckel 腔，应用射频热凝、甘油注射或球囊压迫术对三叉神经进行部分毁损，以控制疼痛。

机制：三叉神经射频热凝损毁理论源自 Letcher 和 Goldring 的研究，通过升温选择性破坏传导痛觉的 Aδ、C 类神经纤维，保留传导触觉的有髓纤维。甘油注射可使三叉神经髓鞘肿胀、破裂，导致传导功能丧失；球囊压迫则通过机械刺激造成缺血性损伤，阻滞疼痛传导。

适应证：适用于药物治疗效果差、不耐受不良反应的患者，或对于手术无效或疼痛复发者。尤其适合那些高龄且有重大功能脏器损害、不宜全麻的患者。

手术方法和步骤：手术采用局部麻醉结合短效静脉麻醉，确保患者在手术过程中保持清醒，以便术中配合。患者可取坐位或仰卧位，根据具体操作需求选择合适体位。

在 C 臂 X 射机或 CT 引导下，医生在口角外侧 2.5～3 cm 处进针,针尖朝向瞳孔内侧,直至触及卵圆孔。随后插入电极进行电生理定位,通过电刺激引发麻木或蚁走感,以确认刺激区域是否准确。

定位完成后,可根据患者的具体情况选择适当的治疗方式,包括射频温控破坏、球囊压迫或甘油注射,以达到缓解疼痛的目的。

注意事项:① 穿刺需在 X 线监视下进行,避免过深或过浅。② 升温、注射或压迫要缓慢进行。③ 术中观察角膜反射及眼球运动,如有感觉障碍应保护。

手术效果及并发症:各种方法的疼痛缓解率相近。射频热凝术后立即缓解率为 92%～98%,3 年后的有效率为 58%～64%;并发症包括角膜反射消失(9.6%)、咬肌萎缩(11.9%)、感觉减退(3.7%)。甘油注射术后立即缓解率为 80%～96%,3 年后的有效率降至 53%～54%;主要并发症为感觉减退(8.3%)和角膜反射消失(8.1%)。球囊压迫术后立即缓解率为 79%～96%,3 年后的有效率为 69%。经皮穿刺治疗因无须开颅,更适合不愿或无法接受开颅手术的患者。

近年来,技术进步使 CT 和立体定向仪引导穿刺、电生理检测等方法提高了穿刺成功率,但长期疗效不及微血管减压术,并且复发率较高。

(朱　斌　谢仁炜)

参考文献

刘杰,张辉. 三叉神经痛的药物治疗进展[J]. 国际神经病学神经外科学杂志,2018,45(4):298-302.

卫永旭,赵卫国. 三叉神经痛[M]//周良辅. 现代神经外科学. 2版. 上海:复旦大学出版社,2015:1271.

谢嵘,周良辅.中枢神经系统感染概述[M]//周良辅. 现代神经外科学. 2 版. 上海:复旦大学出版社,2015:457-465.

杨波,王伟. 射频热凝术在三叉神经痛治疗中的应用及疗效分析[J]. 中国疼痛医学杂志,2019,25(6):456-460.

于佶,周良辅. 颅内细菌性感染[M]//周良辅. 现代神经外科学. 2 版. 上海:复旦大学出版社,2015:466-479.

赵宇,李建民. 三叉神经痛的影像学诊断及微血管减压术治疗[J]. 中华放射学杂志,2020,55(5):321-327.

周良辅,王忠诚. 三叉神经痛的诊断与治疗进展[J]. 中华神经外科杂志,2021,37(8):745-752.

Xiang W G, Ouyang J, et al. Prospective study of neuroendoscopy versus microscopy: 213 cases of microvascular decompression for trigeminal neuralgia performed by one neurosurgeon[J]. World Neurosurg, 2018, 111: E335-E339.

Dando S J, Mackay-Sim A, NORTON S, et al. Pathogens penetrating the central nervous system: infection pathways and the cellular and molecular mechanisms of invasion[J]. Clin Microbiol Rev, 2014, 27(4): 691-726.

Dorsett M, Liang S Y. Diagnosis and treatment of central nervous system infections in the emergency department[J]. Emerg Med Clin North Am, 2016, 34(4): 917-942.

Giovane R A, Lavender P D. Central nervous system infections: primary care clinics in office practice[J]. Prim Care, 2018, 45(3): 505-518.

Gu W, Zhao W. Microvascular decompression for recurrent trigeminal neuralgia[J]. J Clin Neurosci, 2014, 21: 149-153.

Klein R S, Garber C, Howard N. Infectious immunity in the central nervous system and brain function[J]. Nat Immunol, 2017, 18(2): 132-141.

Paliwal V K, Anand S, Singh V. Pyogenic brain abscesses in a patient with digital clubbing[J]. JAMA Neurol, 2020, 77(1): 129-130.

Rapalino O, Mullins M E. Intracranial infectious and inflammatory diseases presenting as neurosurgical pathology[J]. Neurosurgery, 2017, 81(1): 10-28.

Smith J G, Brown W F. Advances in the diagnosis and surgical treatment of trigeminal neuralgia: A review[J]. Neurosurgery Review, 2017, 40(3): 349-356.

Toh C H, Wei K C, Chang C W, et al. Differentiation of pyogenic brain abscesses from neoplastic glioblastomas with use of susceptibility-weighted imaging[J]. AJNR Am J Neuroradiol, 2012, 33(8): 1534-1538.